Sonographischer Wegweiser für Frauenärzte

D. Grabow W. Straube

Sonographischer Wegweiser für Frauenärzte

W DE G

Walter de Gruyter
Berlin New York 1994

Frau Dr. D. Grabow
Professor Dr. med. habil. W. Straube
Ernst-Moritz-Arndt-Universität
Klinik und Poliklinik
für Frauenheilkunde und Geburtshilfe
Wollweberstraße
17487 Greifswald

Das Buch enthält 93 Ultraschalldarstellungen

Die Deutsche Bibliothek – CIP-Einheitsaufnahme

Grabow, Doris:
Sonographischer Wegweiser für Frauenärzte / D. Grabow ; W. Straube. – Berlin ; New York : de Gruyter, 1994
ISBN 3-11-014159-0
NE: Straube, Wolfgang:

Umschlagentwurf: Rudolf Hübler, Berlin. – Satz und Druck: Arthur Collignon, Berlin. – Bindung: Dieter Mikolai, Berlin.

Inhalt

1. Einleitung

Die sonographische Untersuchung in der Schwangerschaft zählt zu den wichtigsten Aufgaben in der Geburtshilfe. Durch das Ultraschallscreening in der Mutterschaftsvorsorge wird gewährleistet, daß jede Schwangere mindestens dreimal sonographisch untersucht wird. Bei einer normal verlaufenden Schwangerschaft sollte dies in der 10., 20. und 30. SSW erfolgen. Das Ultraschallscreening ist in erster Linie Aufgabe der niedergelassenen Gynäkologen, die in rund 90% über ein Ultraschallgerät verfügen. An sie wendet sich dieser Wegweiser in erster Linie. Innerhalb des Mehrstufenkonzeptes der pränatalen Diagnostik von Hansmann (1981) obliegt dem niedergelassenen Frauenarzt die entscheidende Filterfunktion zur Festlegung, ob es sich um eine normale oder gestörte intrauterine Entwicklung handelt. Geht man davon aus, daß bei 100 Schwangerschaften 1–2 Fehlbildungen auftreten, sieht der niedergelassene Gynäkologe, der im Durchschnitt 100 Schwangere im Jahr betreut, im Höchstfall 2 Fehlbildungen jährlich. Ob er sie dann auch als solche erkennt, ist fraglich. Neuere Erhebungen, nach denen nur 2 von 10 Fehlbildungen rechtzeitig, d. h. vor der 22. SSW entdeckt werden, können nicht befriedigen. Der vorliegende sonographische Wegweiser im Taschenformat soll dem niedergelassenen Frauenarzt in der täglichen Praxis helfen, Normalbefunde von überweisungspflichtigen, auffälligen Befunden abzugrenzen. Zu ihnen zählen auch schwer darstellbare Befunde, wie sie häufig bei Adipositas oder ungünstiger Lage auftreten. Die Schematisierung des Untersuchungsablaufes unter Einhaltung definierter Schnittebenen soll den Blick für Normalbefunde schärfen. Ihre Kenntnis stellt eine unabdingbare Voraussetzung dar, um pathologische Befunde zu registrieren. Dabei kommt es nicht darauf an, exakte Diagnosen zu stellen.

Vielmehr sollen Hinweise auf Fehlbildungen registriert und in einem Zentrum abgeklärt werden. Beim Aufspüren solcher Hinweiszeichen mag diese Darstellung auch für den Anfänger hilfreich sein, da sie sich auf das Wesentliche konzentriert.

Sonographie ist ein bildgebendes Verfahren. Dieser kleine sonographische Wegweiser für die frauenärztliche Praxis „lebt" daher vom Bild. Legenden, Anmerkungen und Erläuterungen wurden auf das notwendige Minimum reduziert. Auch wurde bewußt auf bildinterpretierende Schemata verzichtet, da bei der gegebenen Bildqualität schon das aktive „Hineinsehen" in jede Abbildung einen gewissen Trainingseffekt mit sich bringen dürfte.

Auf diesem Wege möchten wir Frau Roth-Brosch und Herrn Lange von der Firma Siemens für ihre wertvolle Unterstützung bei der Erstellung und Bearbeitung des Bildmaterials danken.

D. Grabow W. Straube

2. Sonographie der normalen intrauterinen Schwangerschaft

2.1. Sonoembryologie

Schwangerschaftsalter:

Die Angabe des Schwangerschaftsalters erfolgt in vollendeten Schwangerschaftswochen (SSW) post menstruationem (p.m.) bzw. nach letzter Regel (n.l.R.).

Die 7 Tage einer SSW werden von Tag 0 bis Tag 6 gerechnet. So entspricht z. B. der 2. Tag der laufenden 8. SSW der kompletten 7. SSW ± 2 Tage, abgekürzt 7 + 2 SSW.

Merke:

5. SSW	= 4 + 0	bis	4 + 6 SSW
6. SSW	= 5 + 0	bis	5 + 6 SSW
7. SSW	= 6 + 0	bis	6 + 6 SSW
8. SSW	= 7 + 0	bis	7 + 6 SSW
9. SSW	= 8 + 0	bis	8 + 6 SSW
10. SSW	= 9 + 0	bis	9 + 6 SSW
usw.			

Alle nachfolgenden Ausführungen beziehen sich immer auf die laufenden Schwangerschaftswochen.

Nachweisbarkeit intrauteriner Schwangerschaftsparameter durch Vaginalsonographie

	5. SSW	6. SSW	7. SSW
1. Chorionhöhle	2–5 mm	6–9 mm	
2. Dottersack		3–6 mm	
3. Embryonale Struktur		3–5 mm	
4. Amnionhöhle			●
5. Herzfrequenz		●	

2.1.1 Chorionhöhle

Eine 2–3 mm große zystische Struktur in einem sekretorisch hoch aufgebauten Endometrium wird als

frühester sonographischer Nachweis einer intrauterinen Schwangerschaft

gewertet. Sie ist nachweisbar etwa 2–3 Tage nach Ausbleiben der erwarteten Regelblutung, also zu Beginn der 5. SSW.

Charakteristisch ist die
- echodichte Begrenzung der Chorionhöhle und ihre
- exzentrische Lage im Endometrium.

Der mittlere Chorionhöhlendurchmesser liegt in der 5. SSW bei 4 mm und in der 6. SSW bei 8 mm und verdoppelt sich zwischen der 6. und 8. SSW.

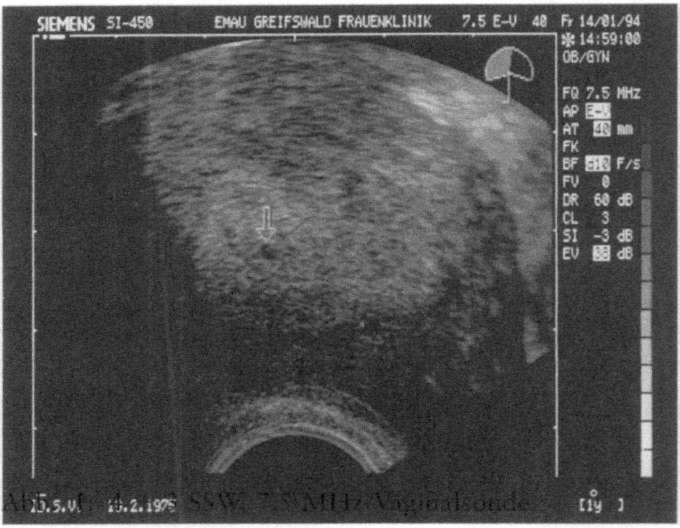

Abb. [illegible] SSW, 7.5 MHz Vaginalsonde

Winzige, exzentrisch gelegene Chorionhöhle von 2 mm Durchmesser bei sekretorisch hoch aufgebautem Endometrium von 12 mm.

Diagnose: Intrauterine Frühschwangerschaft Anfang 5. SSW.

Merke: Differentialdiagnostisch muß an kleinste, nicht schwangerschaftsbedingte Zysten im Endometrium gedacht werden.

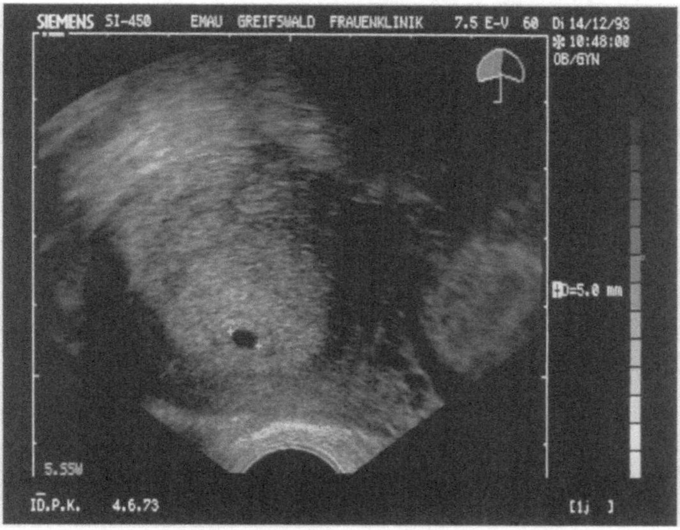

Abb. 2: 4 + 6 SSW, 7,5 MHz-Vaginalsonde.

Chorionhöhle von 5 mm Durchmesser. Dottersack und embryonale Strukturen sind noch nicht darstellbar.

Diagnose: Intrauterine Frühschwangerschaft Ende 5. SSW.

> **Merke:** Der mittlere Chorionhöhlendurchmesser beträgt in der 5. SSW 4 mm.

2.1.2 Dottersack

Als sonomorphologisches Korrelat des Dottersackes läßt sich innerhalb der Chorionhöhle in der 6. SSW eine **scharf begrenzte Ringstruktur** von ca. 3 mm Durchmesser darstellen.

Der normale Dottersackdurchmesser beträgt 3–6 mm!

In der Regel zeigt sich der Dottersack zunächst als dicht beim Embryo liegendes kreisrundes Gebilde, das später weit entfernt vom Embryo und extraamnial (sekundärer Dottersack) gelegen ist.

Der sekundäre Dottersack ist mit dem Embryo über einen Haftstiel verbunden. Mit zunehmendem Wachstum des Embryos wird der Dottersack immer kleiner und durch die sich vergrößernde Amnionhöhle nach außen gedrängt. Nach der 14. SSW p.m. ist der Dottersack nicht mehr darstellbar.

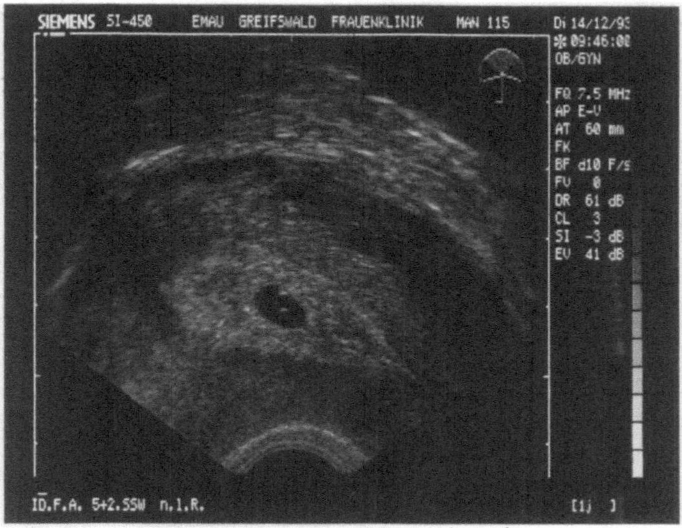

Abb. 3: 5 + 2 SSW, 7,5 MHz-Vaginalsonde.

Mittlerer Chorionhöhlendurchmesser 7 mm. Darstellung des Dottersackes als scharf begrenzte Ringstruktur innerhalb der Chorionhöhle.

Diagnose: Intrauterine Frühschwangerschaft Anfang 6. SSW.

> **Merke:** Mit der Darstellung des Dottersackes ist der endgültige Nachweis einer Fruchtanlage erbracht.

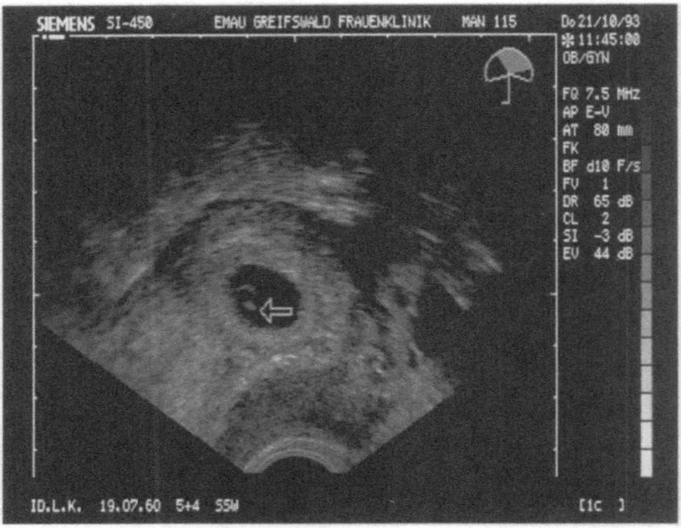

Abb. 4: 5 + 4 SSW, 7,5 MHz-Vaginalsonde.

Dicht am Dottersack gelegener kleinster Embryo von rund 3 mm Länge.

Diagnose: Intrauterine Frühschwangerschaft 6. SSW.

> **Merke:** Die Darstellung des Dottersackes schließt die Entwicklung einer Abortivfrucht aus.

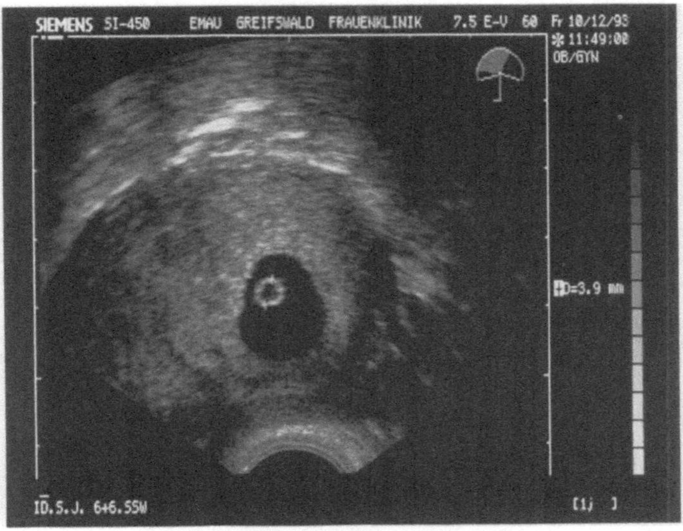

Abb. 5: 6 + 6 SSW, 7,5 MHz-Vaginalsonde.

Darstellung des Dottersackes bei intakter intrauteriner Schwangerschaft als scharf begrenzte Ringstruktur. Der Dottersackdurchmesser beträgt 4 mm.

Merke: Ein zu kleiner oder hydropisch vergrößerter Dottersack mit einem Durchmesser über 7 mm bedeutet eine **ungünstige Prognose** für die Schwangerschaft.

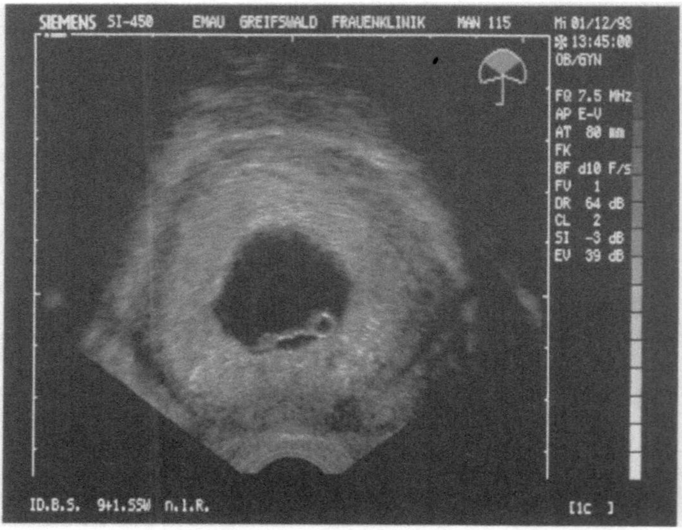

Abb. 6: 9 + 1 SSW p.m., 7,5 MHz-Vaginalsonde.

Darstellung des sekundären Dottersackes, der über einen Haftstiel mit dem Embryo verbunden ist.

> **Merke:** Der Dottersack flottiert bis zur etwa 10. SSW frei im extraamnialen Zölom.

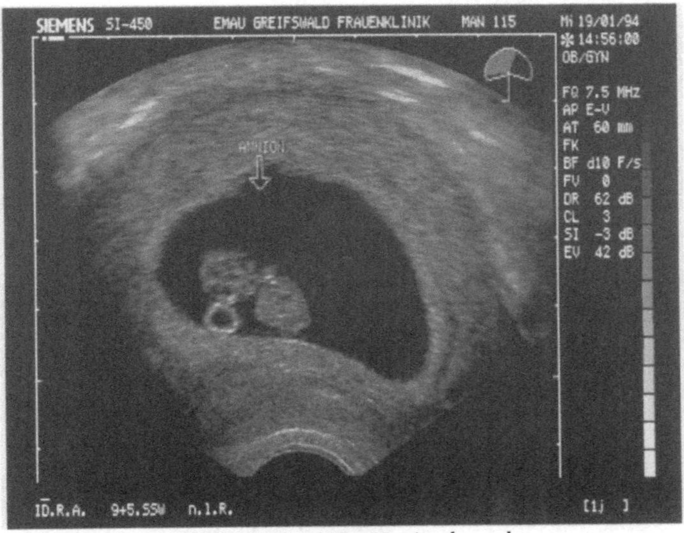

Abb. 7: 9 + 5 SSW, 7,5 MHz-Vaginalsonde.

Die Amnionhöhle kann deutlich vom extraamnialen Zölom abgegrenzt werden, in dem sich der scharf abgrenzbare Dottersack befindet.

Merke: Der Dottersack wird durch die sich ausdehnende Amnionhöhle peripherwärts gedrängt und ist nach der 14. SSW nicht mehr darstellbar.

2.1.3 Herzaktion

Am 22. Tag post conceptionem beginnt der primitive Herzschlauch zu schlagen. Mit der heutigen Technik gelingt der früheste Nachweis in Einzelfällen Anfang der 6. SSW p.m.

Der Routinenachweis für embryonale Herzaktionen ist der 42.–44. Tag p.m. (Anfang 7. SSW).

Merke: Eine „intakte Schwangerschaft" liegt nur vor, wenn die Vitalität des Embryos durch den Nachweis von Herzaktionen gesichert ist.

Beachte: Die basale Herzfrequenz steigt bis zur 9. SSW von etwa 60 auf 170 Schläge/min an und fällt danach wieder ab. Ab 14. SSW pegelt sie sich dann auf 120–160 Schläge/min ein.

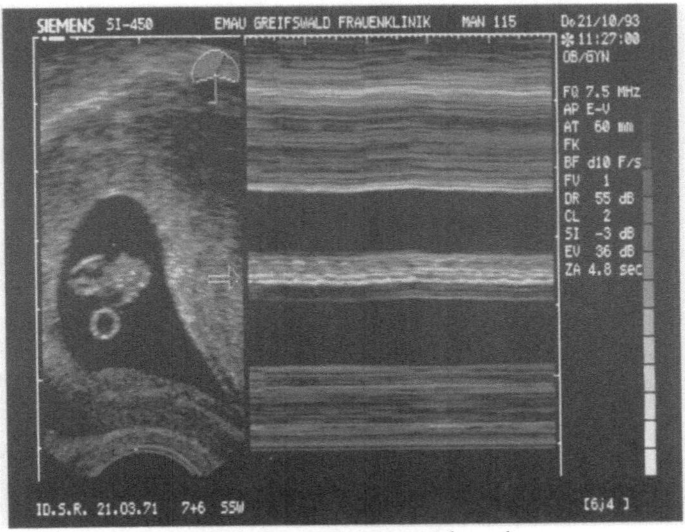

Abb. 8: 7 + 6 SSW, 7,5 MHz-Vaginalsonde.

Sonographischer Nachweis der embryonalen Herzaktion (→) im Time-motion-Verfahren (rechte Bildhälfte)

Beachte: Prognostisch ungünstig bei positiver Herzaktion ist ein tiefsitzendes Chorion frondosum oder eine Oligohydramnie.

2.1.4 Amnionhöhle

Ab 7. SSW p.m. läßt sich neben dem Dottersack in der Chorionhöhle auch die Amnionhöhle mit der amnialen Trennwand nachweisen. Die Amnionhöhle dehnt sich mit zunehmender Schwangerschaftswoche aus und drängt den extraamnial liegenden sekundären Dottersack vom Embryo weg. Dabei nähert sich das Amnion immer mehr dem Chorion und gegen Ende der 14. SSW verkleben beide miteinander. Sonographisch stellt sich die Amnionhöhle immer als echoleerer Raum dar. Die Chorionhöhle hingegen weist zarte Binnenechos auf.

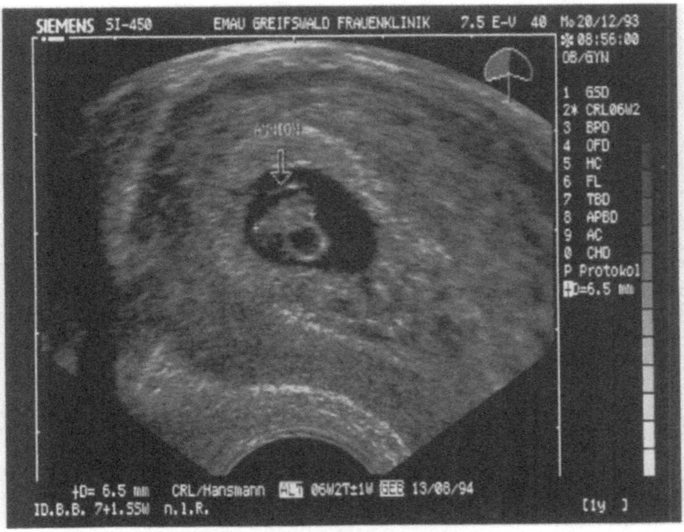

Abb. 9: 7 + 1 SSW, 7,5 MHz-Vaginalsonde.

Darstellung des reflexreichen Amnions links oberhalb des Embryos, der noch dicht neben dem Dottersack darstellbar ist.

Beachte: Der frühzeitige Nachweis des Amnion ist nur mit hochauflösender Vaginalsonde möglich.

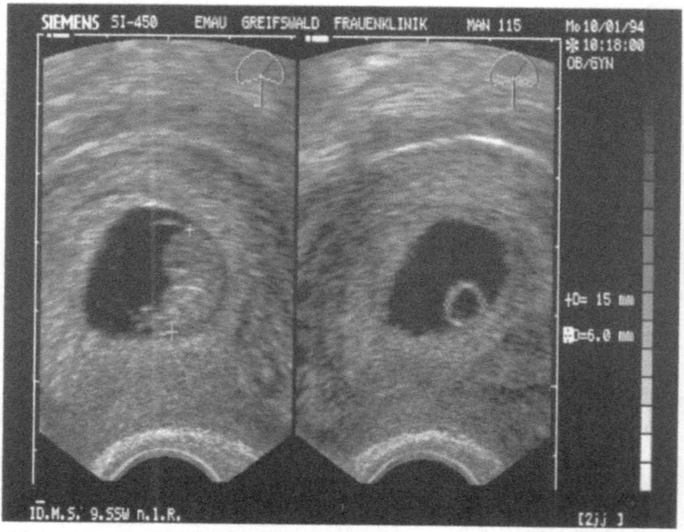

Abb. 10: 9. SSW, 6 MHz-Vaginalsonde.

Die linke Bildhälfte zeigt die Amnionhöhle mit Embryo (SSL 15 mm = Anfang 9. SSW). Auf der rechten Bildhälfte ist der 6 mm große Dottersack dargestellt, der extraamnial liegt.

Diagnose: Intakte Schwangerschaft Anfang 9. SSW

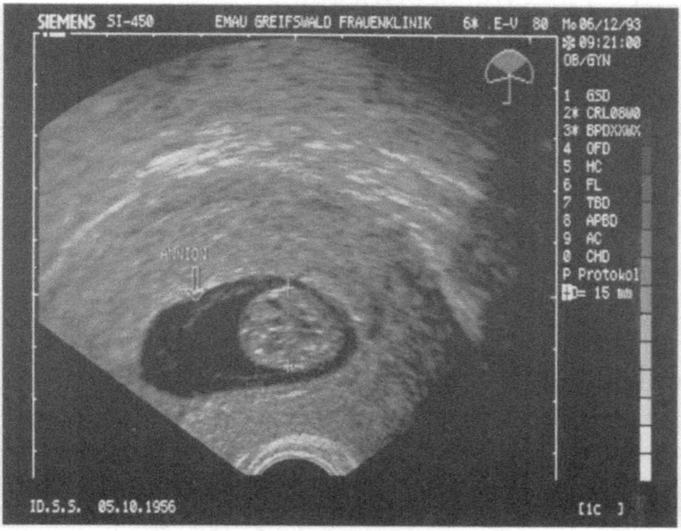

Abb. 11: 11. SSW, 6 MHz-Vaginalsonde.

Deutliche Trennung der echoleeren Amnionhöhle vom extraamnialen Raum, der eine höhere Echogenität aufweist durch das Amnion (→). Rechts im Bild ist der Kopf im Querschnitt dargestellt mit einem Durchmesser von 15 mm.

Merke: Nach der 14. SSW ist das Amnion normalerweise mit dem Chorion verklebt und nicht mehr nachweisbar.

2.1.5 Embryonalentwicklung und SSL-Messung

Mit der Darstellung eines 2–3 mm großen strichförmigen Gebildes in Dottersacknähe beginnt der sonographische Nachweis des Embryos in der 6. SSW. Im weiteren Schwangerschaftsverlauf nimmt der Embryo enorm an Größe zu. Das Wachstum der Scheitel-Steiß-Länge (SSL) spiegelt diese rasante Entwicklung am eindruckvollsten wider.

Scheitel-Steiß-Längen-Messungen (in mm) mittels Vaginalsonographie

abgeschlossene SSW	Degenhardt et al. 1988	Rempen 1987
5 + 1 – 7 (6)	2 – 5	≦ 2,5
6 + 1 – 7 (7)	6 – 9	≦ 5
7 + 1 – 7 (8)	10 – 13	≦ 10
8 + 1 – 7 (9)	14 – 19	≦ 19
9 + 1 – 7 (10)	20 – 27	≦ 28
10 + 1 – 7 (11)	28 – 37	≦ 38
11 + 1 – 7 (12)	38 – 50	≦ 50

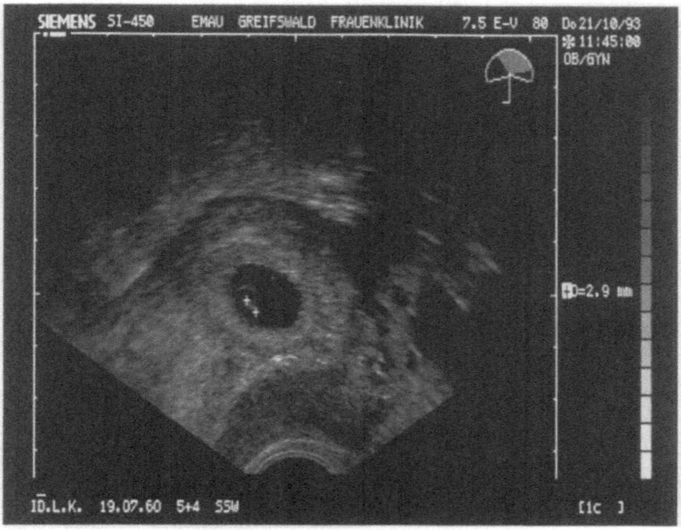

Abb. 12: *5 + 4 SSW, 7,5 MHz-Vaginalsonde.*

Strichförmiges embryonales Echo in unmittelbarer Nähe des Dottersackes mit einer Scheitel-Steiß-Länge von 2,9 mm

Diagnose: Intrauterine Frühschwangerschaft 6. SSW.

Merke: Am Ende der 6. SSW erreicht der Embryo eine SSL von 5 mm.

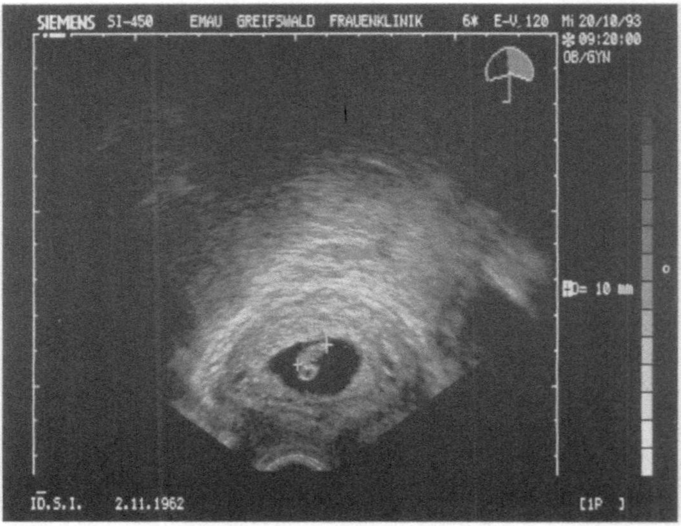

Abb. 13: 7 + 1 SSW, 6 MHz-Vaginalsonde.

Darstellung des Embryos mit einer SSL von 10 mm ≙ Anfang 8. SSW. Direkt unterhalb des Embryos Darstellung des Dottersackes.

Diagnose: Intakte intrauterine Gravidität Anfang 8. SSW.

Häufigster Meßfehler: Einbeziehung des Dottersackes in die SSL-Messung bringt Ungenauigkeit von mehreren Millimetern.

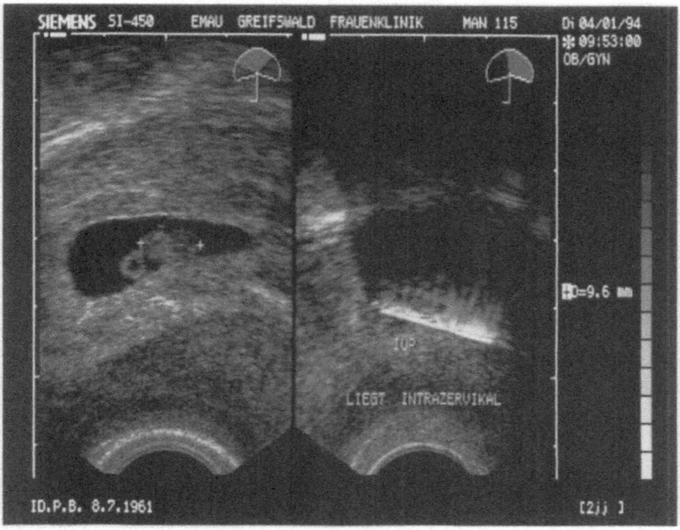

Abb. 14: 7 + 1 SSW, 7,5 MHz-Vaginalsonde.

Rechtes Bild: Disloziertes, intrazervikal liegendes Intrauterinpessar mit dorsaler Schallauslöschung.

Linkes Bild: Darstellung des Embryos mit einer SSL von 9,6 mm ≙ Anfang 8. SSW. Direkt neben dem Embryo sekundärer Dottersack.

Diagnose: Intakte intrauterine Gravidität bei disloziertem IUP Anfang 8. SSW.

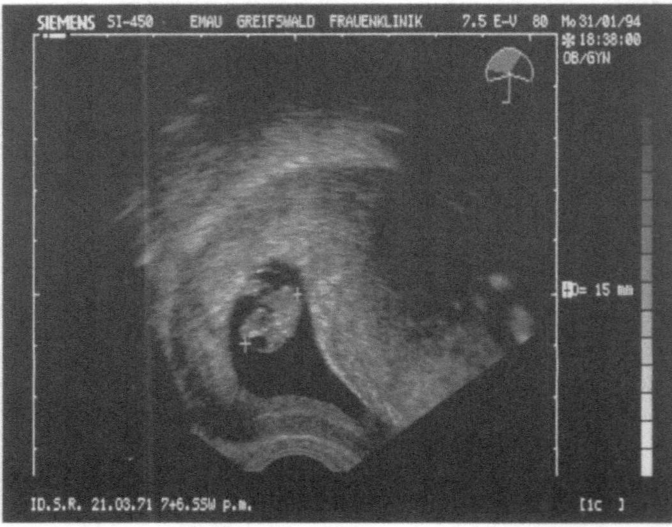

Abb. 15: 7 + 6 SSW, 7,5 MHz-Vaginalsonde.

Darstellung des Embryos mit einer SSL von 15 mm ≙ Anfang 9. SSW. Eine Differenzierung von kaudalem und kranialen Pol ist schon möglich.

Diagnose: Intakte intrauterine Gravidität Anfang 9. SSW.

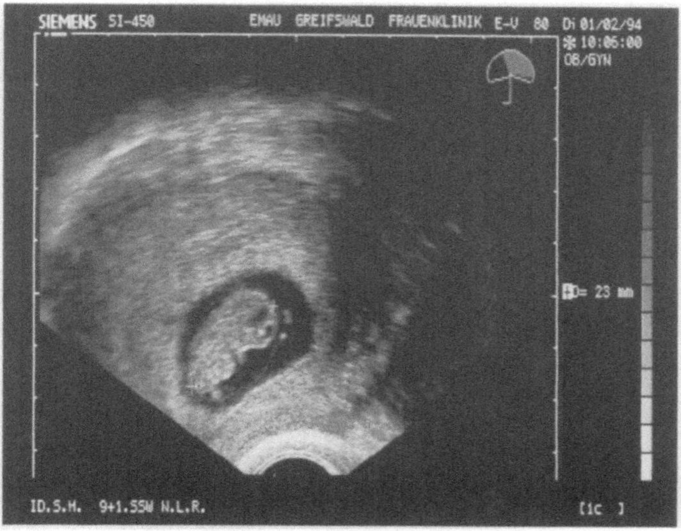

Abb. 16: 9 + 1 SSW, 7,5 MHz-Vaginalsonde.

SSL 23 mm ≙ 9 + 2 SSW.

Kopf (rechts) und Rumpf sind deutlich getrennt darstellbar.

Beachte: Die Meßpunkte sind am oberen Rand des kranialen und am unteren Rand des kaudalen Embryonalpoles zu plazieren.

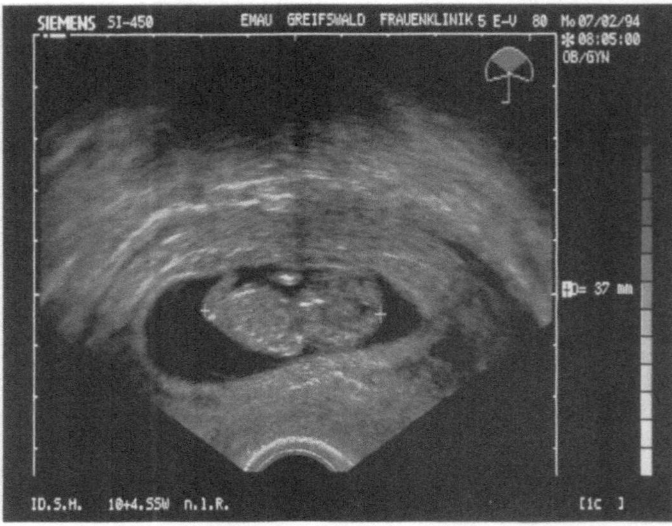

Abb. 17: 10 + 4 SSW, 7,5 MHz-Vaginalsonde.

Die SSL beträgt 37 mm ≙ 11 + 0 SSW. Der Embryo liegt gestreckt in der Fruchthöhle und ermöglicht einen exakten Abgriff der SSL.

Diagnose: Intrauterine Gravidität in der vollendeten 11. SSW.

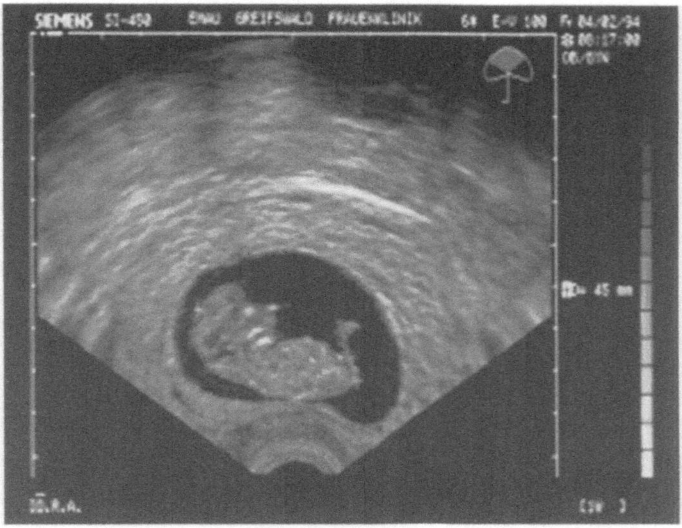

Abb. 118: 11 + 6 SSW, 6 MHz-Vaginalsonde.
SSL 45 mm 11 ≙ 6 SSW.

Diagnose: Intrauterine Gravidität Ende 12. SSW.

Beachte: Bei einer SSL über 50 mm ist ihre Messung nicht mehr sinnvoll, da sie durch Krümmung des Embryo häufig erschwert ist und zunehmend ungenau wird. Sie wird durch Messung des biparietalen Durchmessers abgelöst.

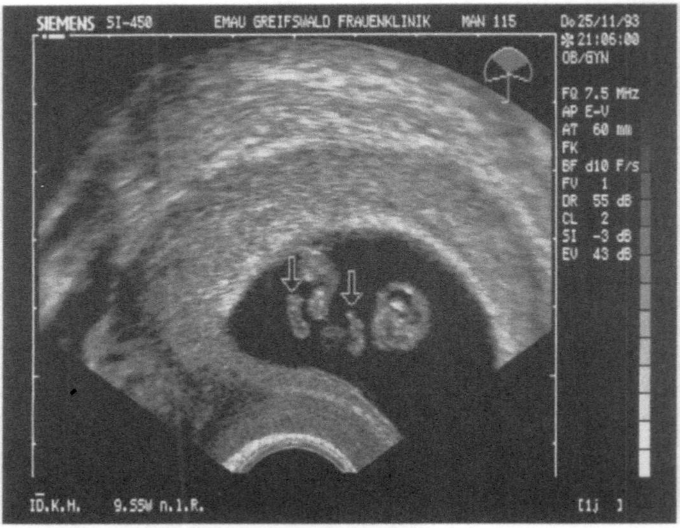

Abb. 19: 9. SSW, 7,5 MHz-Vaginalsonde.

Bei einer SSL von 19 mm ≙ 9 + 0 SSW lassen sich Extremitäten schon eindeutig nachweisen (→ Bein; → Arm).

Merke: Rumpfbewegungen sieht man in der 9. SSW, Extremitätenbewegungen ca. 1 Woche später.

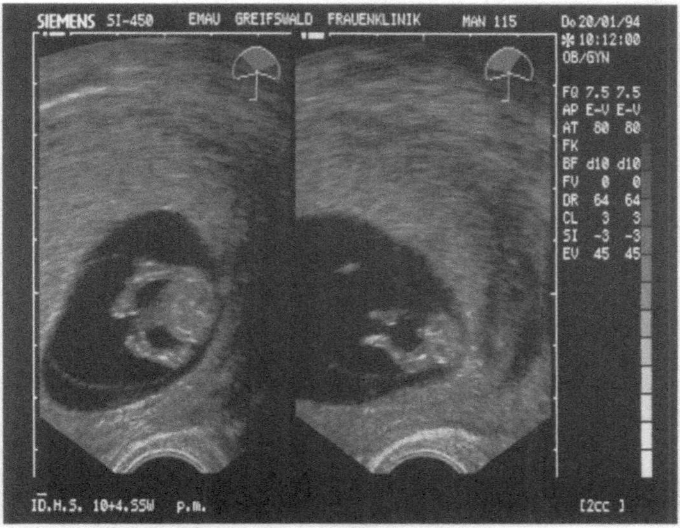

Abb. 20: 10 + 4 SSW, 7,5 MHz-Vaginalsonde.

In der 11. SSW lassen sich vaginalsonografisch sowohl obere als auch untere Extremitäten deutlich darstellen und differenzieren.

Rechtes Bild: Darstellung beider Beine und Füße in „Froschhaltung".

Linkes Bild: Darstellung beider Arme und Hände bei Rumpfquerschnitt.

2.2 Fehlbildungsdiagnostik im 1. Trimenon

Die hochauflösende Vaginalsonographie ermöglicht immer genauere Einblicke in die menschliche Embryonalentwicklung. So können neben den normalen Entwicklungsabläufen auch Fehlentwicklungen eher erkannt werden, wobei vor übereilten Diagnosen ausdrücklich gewarnt werden muß. Fehldiagnosen aus Unkenntnis über die normale Embryonalentwicklung lassen sich vermeiden.

häufige Fehldiagnosen	**embryologisches Korrelat (SSW)**
Pseudohydrozephalus	gemeinsamer Hirnventrikel (8.–9./10. SSW)
Pseudomenigozele Pseudoenzephalozele	Fehldeutung des Dottersackes (9.–10. SSW)
Pseudoomphalozele	physiologischer Nabelbruch (10.–12. SSW)

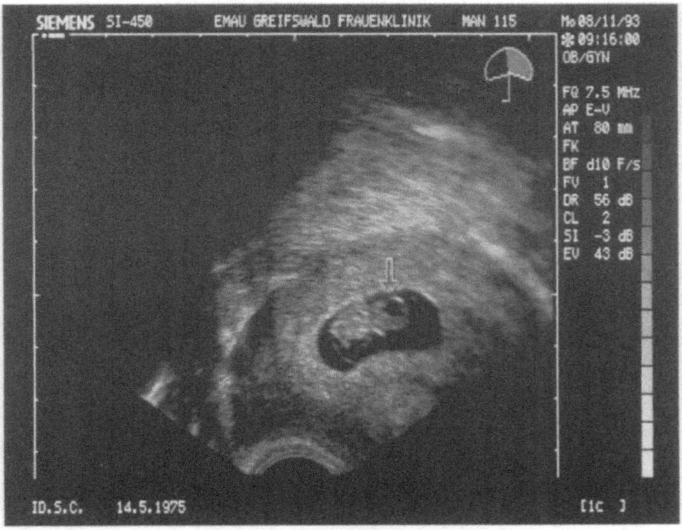

Abb. 21: 8 + 5 SSW, 7,5 MHz-Vaginalsonde.

Pseudohydrozephalus (→) durch Darstellung des gemeinsamen Hirnventrikels.

Beachte: Der sich erst im Laufe der 10. SSW teilende gemeinsame Hirnventrikel kann umgekehrt auch als Dottersack fehlgedeutet werden, was Einfluß auf die SSL-Messung hätte.

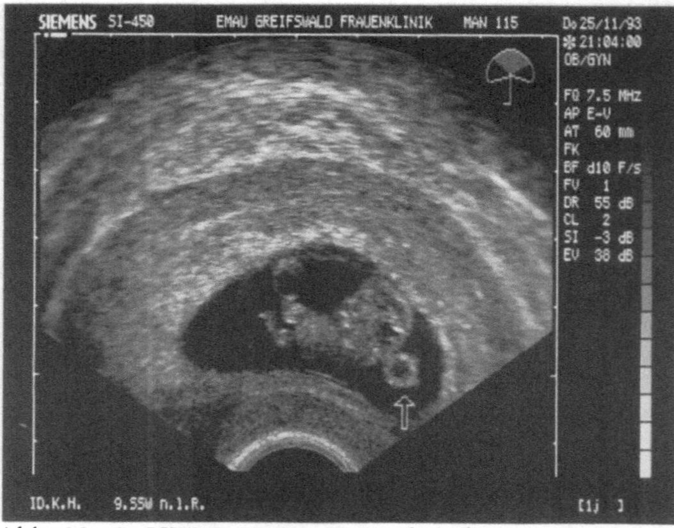

Abb. 22: 9. SSW, 7,5 MHz-Vaginalsonde.

Pseudoenzephalozele (→) durch Fehldeutung des direkt am Hinterkopf des Embryos anliegenden Dottersackes.

Merke: Durch Fehldeutung des Dottersackes im thorakolumbalen Bereich kann eine Pseudomeningozele vorgetäuscht werden.

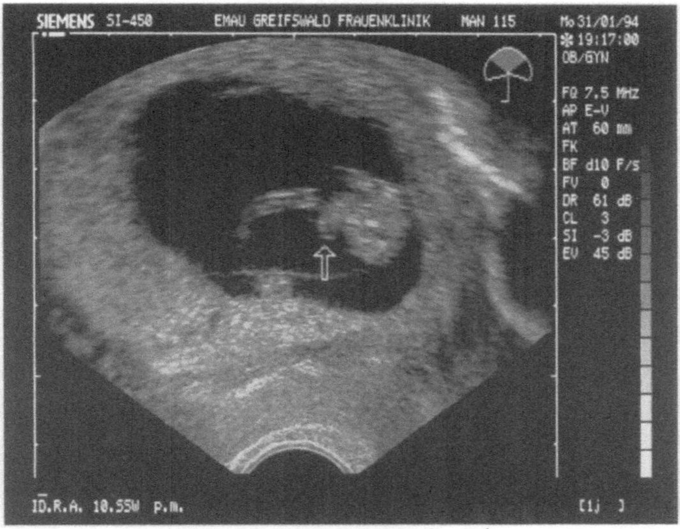

Abb. 23: 10. SSW, 7,5 MHz-Vaginalsonde.

Darstellung einer Pseudoomphalozele (→) zwischen Thoraxquerschnitt (rechts) und der Nabelschnur. Sie entspricht dem physiologischen Nabelbruch.

> **Merke:** Der physiologische Nabelbruch tritt etwa ab 10. SSW auf und bildet sich in der 12. SSW spontan wieder zurück.

2.3 I. Screening – 10. SSW

Die I. Screeninguntersuchung durch Transvaginalsonographie in der 10. SSW dient in erster Linie der **Sicherung des Gestationsalters**. In Abhängigkeit von der Anzahl der Messungen kann das Gestationsalter auf ± 3–5 Tage genau festgelegt werden.

Zu Beginn der 10. SSW beträgt die SSL 20 mm, und der biparietale Kopfdurchmesser kann schon gemessen werden (10. SSW ≙ 10 mm).

In zweiter Linie und nur bedingt ist im I. Screening eine Vorverlegung der Fehlbildungsdiagnostik möglich. Da sich die embryonalen Strukturen in der 10. SSW deutlich in Kopf, Rumpf und Extremitätenknospen differenzieren lassen, kann ein Anenzephalus oder das Fehlen von Extremitätenanlagen ausgeschlossen werden.

Die Diagnose eines Nackenödems als Hinweiszeichen einer chromosomalen Störung ist möglich, muß aber vom dicht am Embryo gelegenen Amnion differentialdiagnostisch abgegrenzt werden.

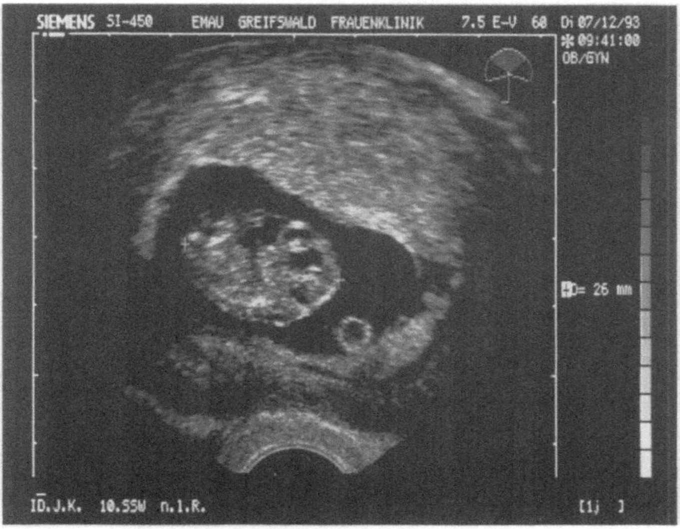

Abb. 24: 10. SSW, 7,5 MHz-Vaginalsonde.

Die SSL beträgt 26 mm ≙ 9 + 5 SSW. Rumpf links, Kopf rechts. Intrakraniell lassen sich 3 zystische übereinanderliegende Strukturen differenzieren. Sie entsprechen dem Metenzephalon, Mesenzephalon und Telenzephalon.

Diagnose: Gravidität Ende 10. SSW ohne sonographisch erkennbare Auffälligkeiten.

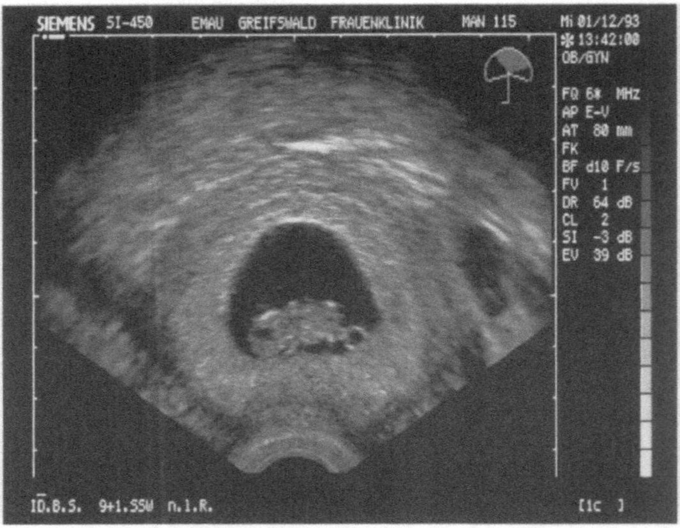

Abb. 25: 9 + 1 SSW, 6 MHz-Vaginalsonde.

Die SSL beträgt 20 mm ≙ 9 + 1 SSW. Deutlich erkennbar sind die oberen und unteren Extremitätenanlagen seitlich des Rumpfes.

Kopf links, Rumpf rechts.

Diagnose: Gravidität Anfang 10. SSW ohne sonographisch erkennbare Auffälligkeiten.

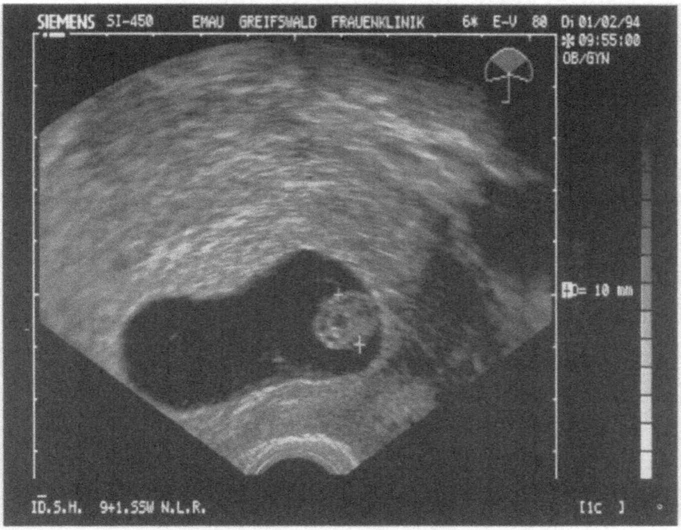

Abb. 26: 9 + 1 SSW, 6 MHz-Vaginalsonde.

Die Messung des biparietalen Kopfdurchmessers beträgt 10 mm ≙ 10. SSW. Links neben dem Kopf deutliche Darstellung des Amnions, das die Chorionhöhle von der Amnionhöhle trennt.

Beachte: Trotz guter Darstellbarkeit sollte man nicht zu frühzeitig eine Aussage über die Unauffälligkeit des Embryos machen.

3. Sonographie der gestörten intrauterinen Frühschwangerschaft

Bei gesichertem Gestationsalter kann mit der Transvaginalsonographie die Differenzierung zwischen intakter und gestörter Frühschwangerschaft sicher in der 7. SSW p.m. erfolgen.

Gestörte Frühgravidität

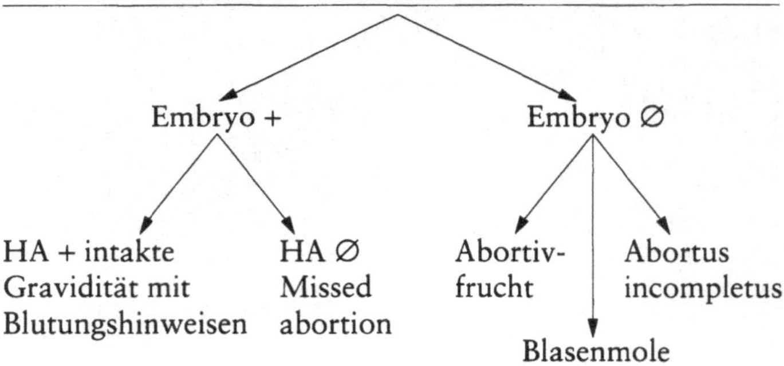

3.1 Abortus incipiens

Eine häufig konturveränderte deformierte Fruchthöhle mit oder ohne Embryo und ihr Tiefertreten mit Eröffnung des inneren Muttermundes weisen auf eine unmittelbar bevorstehende Ausstoßung der Frucht hin.

Als sonographisches Korrelat der Blutung sieht man oft eine echoleere Zone im erweiterten Zervikalkanal.

Die Fruchtanlage kann sich auch bereits im Zervikalkanal befinden, so daß im Kavum nur noch echoreiche Dezidua nachweisbar ist.

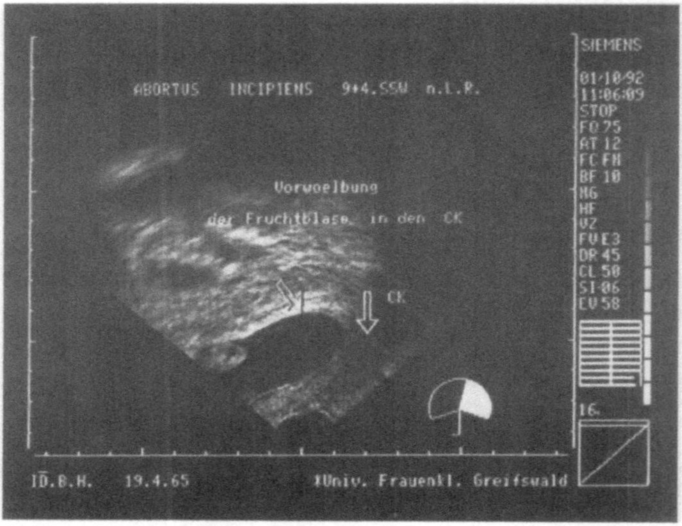

Abb. 27: 9 + 4 SSW, 7,5 MHz-Vaginalsonde.

Deutliche Vorwölbung der Fruchtblase in den Zervikalkanal (→); kurz vor spontaner Ausstoßung der Fruchtanlage.

Diagnose: Abortus incipiens 10. SSW.

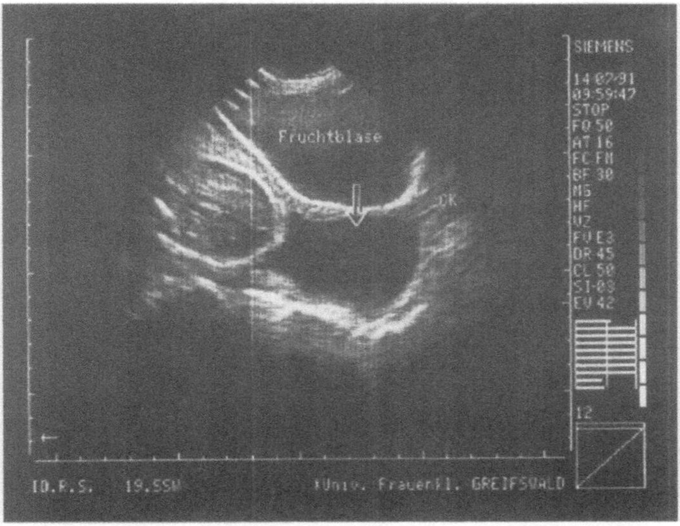

Abb. 28: 19. SSW, 5 MHz-Sektorsonde, Längsschnitt.

Vor dem Kopf (links) deutliches Tiefertreten der Fruchtblase mit Eröffnung des inneren Muttermundes und Vorwölbung in den Zervikalkanal.

Diagnose: Abortus incipiens 19. SSW.

3.2 Abortivfrucht, Windei

Die Abortivfrucht, Windei, ist die häufigste Abortform und macht etwa die Hälfte aller Aborte aus. Sonographisch zeigt sich eine echoleere Fruchthöhle, in der weder Embryo noch sekundärer Dottersack nachgewiesen werden können.

Beachte: Wichtigste Differentialdiagnose ist die intakte frühe Schwangerschaft bei falschem rechnerischen Gestationsalter.

Als zusätzliches sonographisches Zeichen weist die leere Fruchtblase einen weniger echodichten Saum auf als bei intakter Gravidität. Die choriodeziduale Zone ist außerdem sehr dünn.

Es kommt zu einer zunehmenden Entrundung der Chorionhöhle.

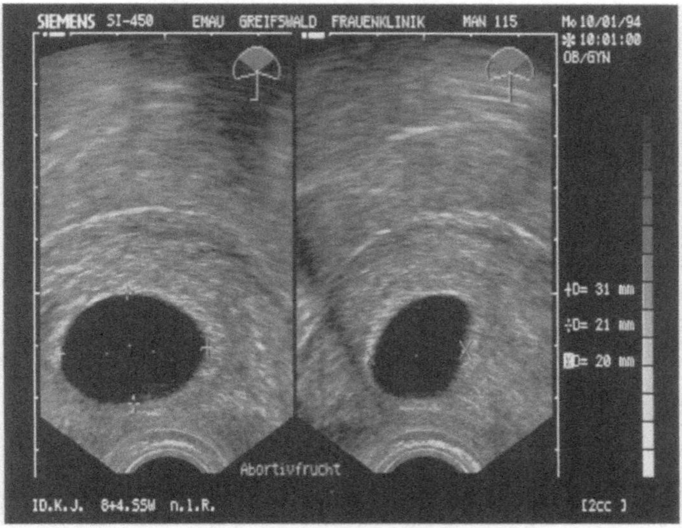

Abb. 29: 8 + 4 SSW, 6 MHz-Vaginalsonde.

Darstellung der leeren Fruchthöhle in 3 Ebenen ohne Dottersack und embryonale Strukturen bei einem mittleren Fruchthöhlendurchmesser von 24 mm ≙ 7./8. SSW.

Diagnose: Abortivfrucht 9. SSW.

Merke: Sichere Zeichen bei Abortivfrucht

mittl. Fruchtsackdurchmesser } $\leqq$ 2,5 cm ohne Embryo.
$\leqq$ 2,5 cm ohne Dottersack.

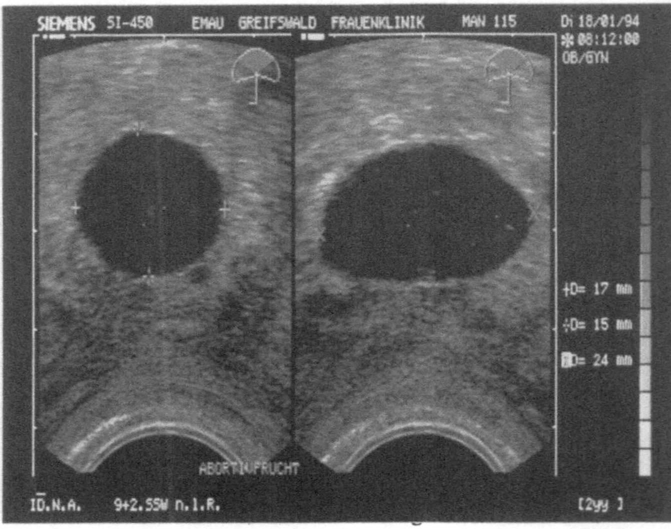

Echoleere Chorionhöhle in 3 Ebenen ohne Dottersack und embryonale Strukturen.

Mittlerer Fruchthöhlendurchmesser 19 mm ≙ 7. SSW.

Auffallend ist der kaum vom Myometrium zu unterscheidende, wenig echodichte Saum.

Diagnose: Abortivfrucht Anfang 10. SSW.

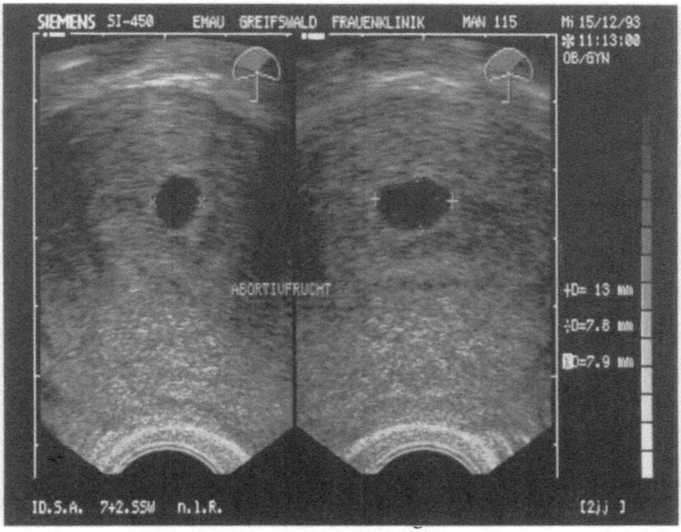

Echoleere Chorionhöhle in 3 Ebenen ohne Dottersack. Mittlerer Fruchthöhlendurchmesser 9 mm ≙ 6. SSW.

Auffallend wieder ein dünner, wenig echoreicher Saum.

Diagnose: Verdacht auf Abortivfrucht Anfang 8. SSW.

Beachte: Keine übereilten Diagnosen bei mittlerem Fruchthöhlendurchmesser < 15 mm; Kontrolle nach 3–4 Tagen!

3.3 Missed abortion

Im Gegensatz zur Abortivfrucht läßt sich beim Missed abortion immer eine Embryonalanlage darstellen.

> **Merke:** Das Vorhandensein eines Dottersackes allein schließt eine Abortivfrucht aus.

Sonographisch zeigt der Embryo keine Vitalitätszeichen – Herzaktionen und Bewegungen fehlen.

Ist der Embryo erst vor kurzem abgestorben, können Fruchtblase und Embryo noch unauffällig sein. Bei länger abgestorbenem Embryo besteht eine auffällige Diskrepanz zwischen zu großer Fruchthöhle und zu kleinem Embryo. Die embryonalen Strukturen erscheinen hydropisch, verwaschen und wenig echoreich.

Im zweiten Trimenon kann man häufig ein Übereinanderliegen der Schädelknochen (Spalding-Phänomen) und ein generalisiertes Hautödem beobachten.

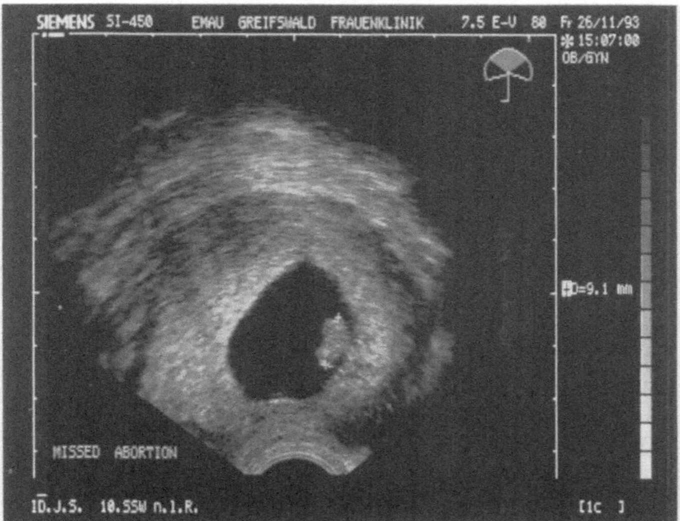

Mißverhältnis zwischen mittlerem Fruchtsackdurchmesser (≙ 8./9. SSW) und einem 9 mm großen Embryo (≙ 6 + 6 SSW) ohne nachweisbare Herzaktionen.

Diagnose: Missed abortion 10. SSW.

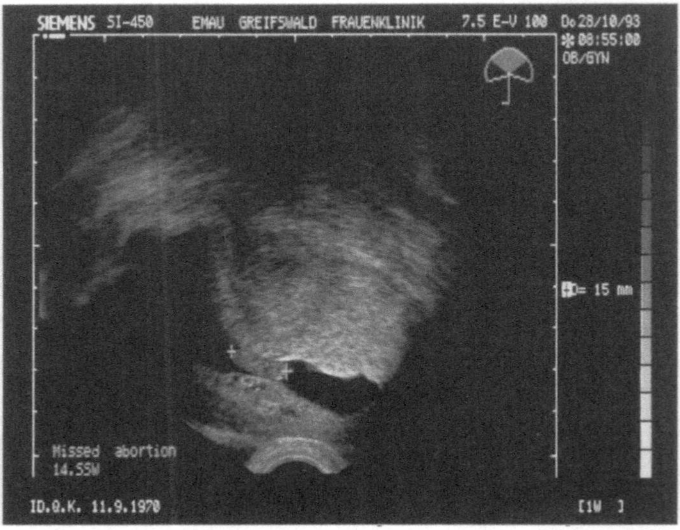

Die Fruchthöhle ist deformiert und für das Gestationsalter zu schmal („Oligohydramnie“). Die Scheitel-Steißlänge des Embryos beträgt 15 mm ≙ Anfang 9. SSW. Herzaktionen sind nicht nachweisbar.

Diagnose: Missed abortion 14. SSW.

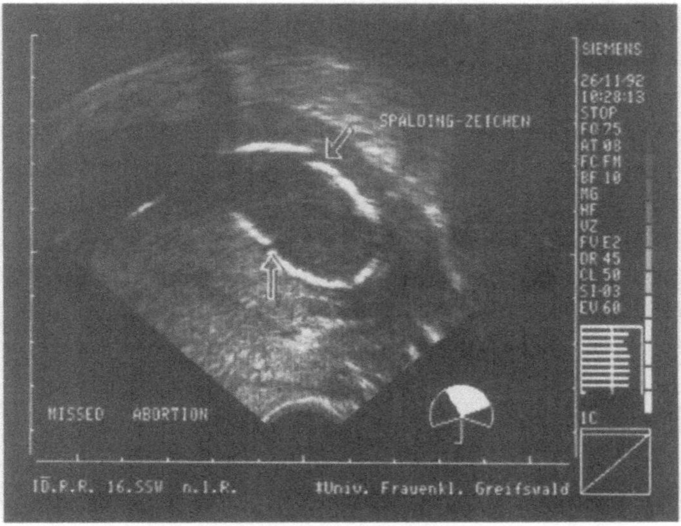

Spaldingphänomen bei intrauterinem Fruchttod.

Der Kopf ist entrundet, und die Schädelknochen schieben sich übereinander.

Diagnose: Missed abortion 16. SSW.

> **Merke:** Zur Diagnose „Missed abortion“ gehören eine geschlossene Zervix und fehlender Gewebeabgang.

3.4 Abortus incompletus

Wenn bereits ein Teil des Schwangerschaftsproduktes ausgestoßen wurde, können sonographisch weder Fruchtsack noch Embryo dargestellt werden.

Man sieht im Kavum mehr oder weniger zahlreiche echoreiche, unregelmäßig begrenzte Strukturen, die verbliebenes Abortmaterial repräsentieren.

Differentialdiagnostisch läßt sich der komplette Abort abgrenzen bei dem sich im Bereich des Cavum uteri nur noch strichförmige echoreiche Randstrukturen nachweisen lassen, die der Decidua graviditatis entsprechen.

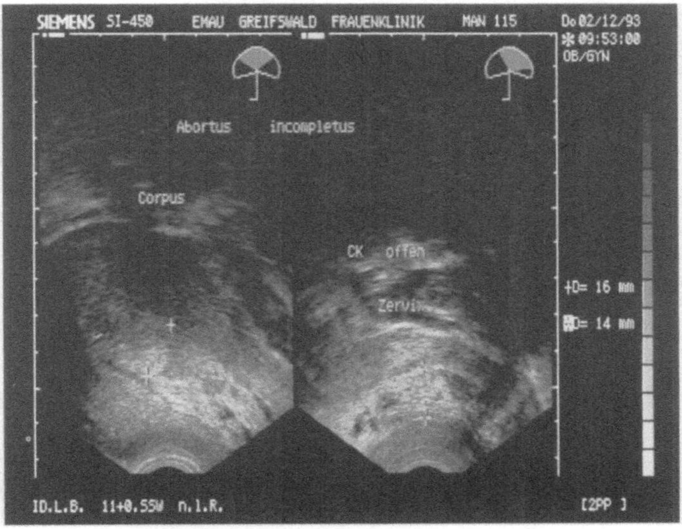

Zervixlängsschnitt.

Sowohl im Kavum als auch im Zervikalkanal lassen sich unregelmäßig geformte, sehr echoreiche Strukturen darstellen, die restlichem Abortmaterial entsprechen.

Diagnose: Abortus incompletus 11. SSW.

> **Beachte:** Im Zervikalkanal verbliebene Abortreste können eine Zervikalgravidität vortäuschen.

3.5 Blasenmole

Beim charakteristischen, früher als „Schneegestöber" bezeichneten Bild der ausgeprägten Blasenmole, wie man sie häufig erst im 2. Trimenon findet, können mit den neueren, hochauflösenden Transvaginalsonden direkt die kleinen, bis 5 mm großen Bläschen innerhalb des für das Gestationsalter zu großen Uterus nachgewiesen werden. Daneben finden sich diffuse Echomuster. Die beginnende Blasenmole läßt sich von der degenerativen Throphoblastveränderung schwer abgrenzen.

Nicht selten ist am Rande einer partiellen Blasenmole noch ein Fruchtsack oder eine abgestorbene Embryonalanlage sichtbar. Bei der kompletten Blasenmole fehlen Embryo und Chorionhöhle.

Die typischen, innerhalb des Uterus diffus verteilten, echoleeren, kleinzystischen Strukturen als Ausdruck der ödematösen hydropischen Degeneration des Zottenstromas, finden sich in späteren Stadien. In 20% lassen sich Luteinzysten der Ovarien nachweisen.

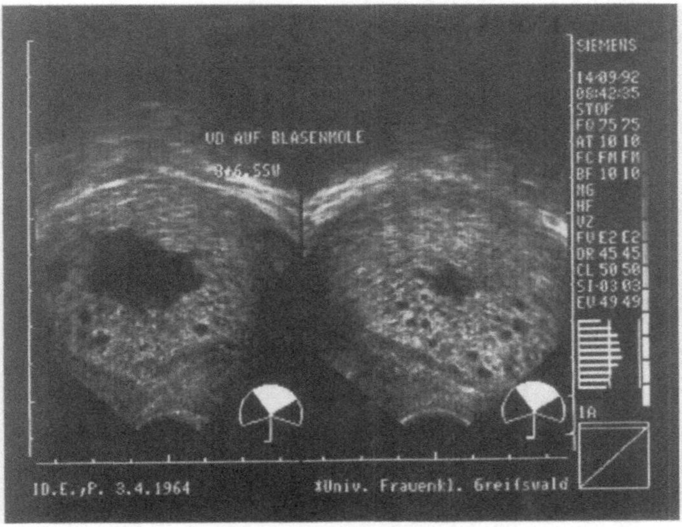

Abb. 36: 8 + 6 SSW, 7,5 MHz-Vaginalsonde.

Rechtes Bild: Uteruslängsschnitt.

Linkes Bild: Uterusquerschnitt.

Der Uterus ist vergrößert, und das gesamte Kavum ist ausgefüllt mit kleinzystischen und echodichten punktförmigen Strukturen. Zentral stellt sich ein noch echoleerer Raum dar. Embryo und Chorionhöhle fehlen.

Diagnose: Komplette Blasenmole Ende 9. SSW.

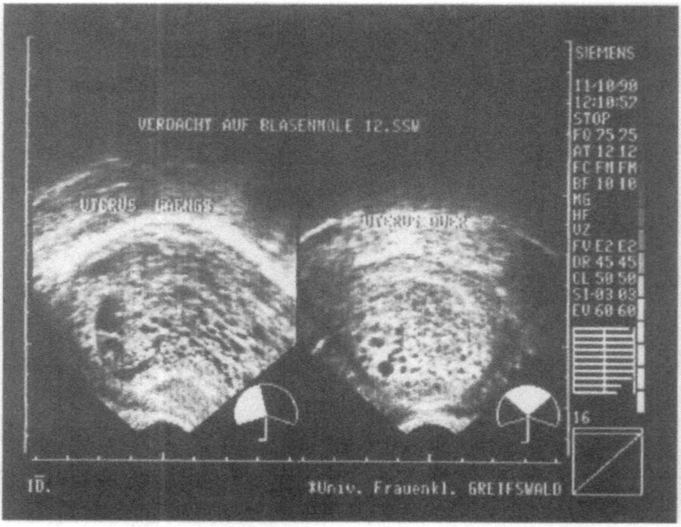

Abb. 37: 12. SSW, 7,5 MHz-Vaginalsonde.

Linkes Bild: Uteruslängsschnitt.

Rechtes Bild: Uterusquerschnitt.

Das gesamte Uteruskavum wird ausgefüllt von diffusen kleinzystischen echoleeren Strukturen, ohne normale Schwangerschaftsanteile (HCG ↑).

Diagnose: Komplette Blasenmole 12. SSW.

Merke: Häufigkeit einer Blasenmole in der westlichen Welt ca. 1 : 2000 Schwangerschaften.

3.6 Subchoriales Hämatom

Wird bei den Zeichen eines Abortus imminens eine intakte Schwangerschaft mit positiven Herzaktionen festgestellt, kann die Darstellbarkeit einer subchorialen Blutung oder einer tiefsitzenden Plazenta Hinweise auf die Blutungsursache geben. Als sonomorphologisches Korrelat der partiellen Ablösung des Chorions bildet sich meist eine mehr oder weniger große zweite echoleere Zone aus, die z. T. feine Binnenechos enthält und der Einblutung entspricht.

Die Prognose dieser subchorialen Blutung ist, selbst wenn das Areal sehr groß ist, als günstig einzuschätzen, wenn dies die Seite des Chorion laeve betrifft. Kommt es hingegen zur Ablösung des Chorion frondosum, ist die Prognose sehr schlecht.

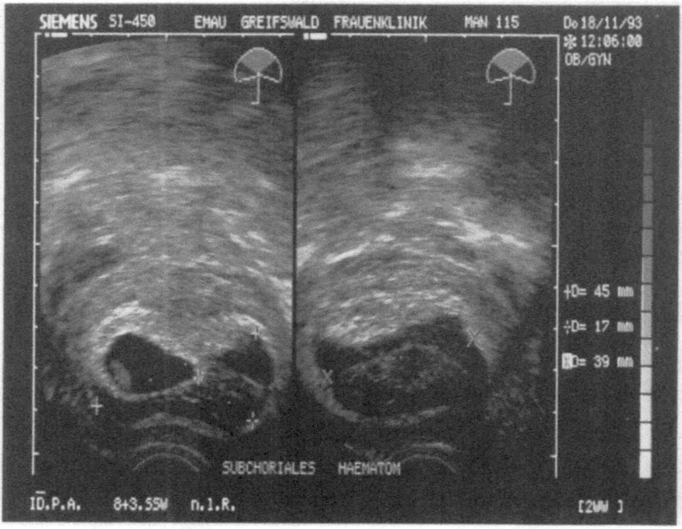

Abb. 38: 8 + 3 SSW, 7,5 MHz-Vaginalsonde.

Subchoriales Hämatom zwischen Chorion laeve und Decidua parietalis in drei Ebenen (45 × 17 × 39 mm). Im Hämatom zarte Binnenechos als Zeichen der Organisation (Prognose günstig).

Diagnose: Subchoriales Hämatom 9. SSW.

Merke: Subchoriale Hämatome können das Vorliegen einer 2. Chorionhöhle vortäuschen und zur Fehldiagnose Geminigravidität führen.

4. Sonographie der normalen fetalen Entwicklung

4.1 Untersuchungsschema im II. und III. Screening

Um im Routinescreening wesentliche Befunde nicht zu übersehen, sollte eine gewisse Schematisierung der Untersuchungsgänge vorgenommen werden. Dies gelingt durch das Aufsuchen standardisierter fetaler Schnittebenen, in denen auch die erforderlichen biometrischen Daten erhoben werden können. Die Einschätzung der Fruchtwassermenge, Plazentalokalisation und eventuelle Strukturauffälligkeiten sowie der Nachweis von 3 Nabelschnurgefäßen komplettieren die sonographische Untersuchung in der 20. und 30. SSW. Auf ihre besondere Bedeutung wird im Kap. 5, S. 98 eingegangen.

Die beiden Screeninguntersuchungen im 2. bzw. 3. Trimenon folgen dem gleichen Untersuchungsgang und können deshalb gemeinsam abgehandelt werden.

4.1.1 Kraniokaudale Querschnitte

4.1.1.1 Planum frontooccipitale = Biometrieebene Kopf (BPD)

Darstellung:

- ovoide Schädelkontur
- ventraler Anteil der Falx cerebri
- Cavum septi pellucidi
- Vorderhörner der Seitenventrikel
- Thalami
- Hinterhörner der Seitenventrikel mit Plexus chorioidei
- dorsaler Anteil der Falx cerebri
- Parenchym der Großhirnhemisphären

Beachte:

- Meßstreckenabgriff an **äußeren** Konturen des knöchernden Schädels
- **korrekte Biometrieebene** nur, wenn **nicht** dargestellt sind:
  - Zerebellum
  - Schädelbasis
  - Orbitae

4.1.1.2 Ebene der Gehirnventrikel

Darstellung:

- knöchernder Schädel (Ovoid)
- Pars centralis der Seitenventrikel
- Falx cerebri

Beachte:

- Die physiologischen Knochenlücken können als pathologische Defekte fehlgedeutet werden
- Intrazerebrale Strukturen lassen sich nur durch die physiologischen Knochenlücken („Schallfenster“) darstellen

Ausschluß:

- Anenzephalus (**muß als einzige Fehlbildung 100%ig beim II. Screening ausgeschlossen werden**)
- Hydrozephalus
- Enzephalozele
- Exenzephalus

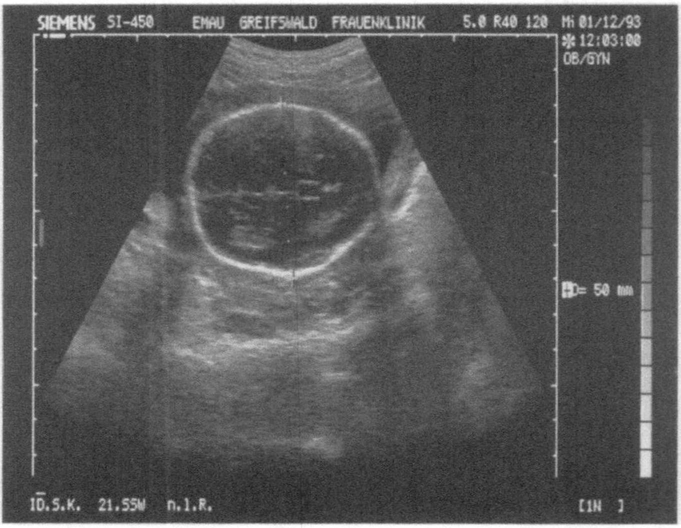

Abb. 39: 21. SSW, 5 MHz-Konvexsonde.

Horizontalschnitt im Planum frontooccipatale. Normale ovoide Kopfform mit zeitentsprechender Ossifikation und regelrechten Binnenstrukturen (Cavum septi pellucidi, keine Kleinhirn- und Orbitaedarstellung)

Merke: Durch Einstellung dieses Horizontalschnittes läßt sich ein Anenzephalus 100%ig ausschließen.

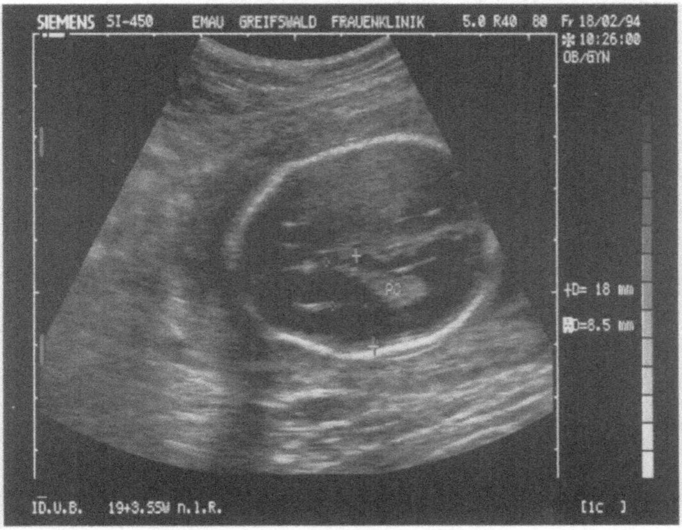

Abb. 40: 19 + 3 SSW, 5 MHz-Konvexsonde. Horizontalschnitt – Ventrikelebene.

Im schallkopffernen Seitenventrikel deutliche Darstellung des Vorderhorns, Pars centralis und des Hinterhorns sowie des echoreichen Plexus chorioideus (PC).

Faustregel: Überschreitet die laterale Begrenzung des Seitenventrikels die Mitte einer Hemisphäre, sollte eine differenzierte Ventrikelbeurteilung erfolgen.

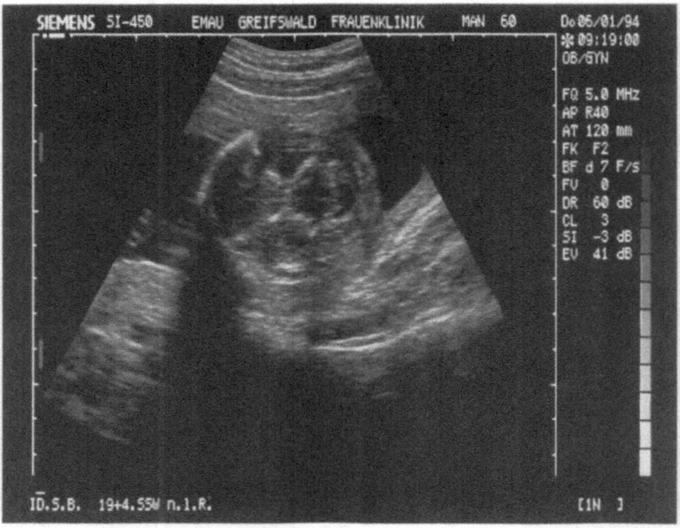

Abb. 41: 19 + 4 SSW, 5 MHz-Konvexsonde.

Querschnitt durch die Schädelbasis.

Die vordere, mittlere und hintere Schädelgrube lassen sich differenziert darstellen.

4.1.1.3 Vierkammerblick des Herzens

Ein leicht angekippter Horizontalschnitt des Thorax stellt alle Herzkammern dar. Er gilt als Standardebene für die Beurteilung des fetalen Herzens.

Darstellung:

- Bei linker Herzlage zeigt die Herzspitze immer nach links im fetalen Körper.
- Das fetale Herz nimmt im Thoraxquerschnitt ca. ⅓ des Gesamtquerschnittes ein.
- Beide Herzkammern sind etwa gleich groß, der rechte Ventrikel weist eine stärkere Trabekulierung auf und liegt der vorderen Thoraxwand unmittelbar an.
- Beide Vorhöfe sind annähernd gleich groß.
- Beide AV-Klappen, Septum interventriculare und Septum interatriale mit Foramen ovale und Septum primum im linken Vorhof.
- Herzfrequenz und Herzrhythmus.

Hinweis:

- Die beste Herzdarstellung gelingt bei dorsoposteriorer Lage des Kindes.
- Seitenlage der Patientin oder Schallkopfverschiebung sind hilfreich bei dorsoanteriorer Kindslage.

Ausschluß:

- schwere Herzfehler
- Rhythmusstörungen
- Hydrothorax und Perikarderguß
- Lungentumoren und Fehlbildungen

Methodisches Vorgehen:

Empfehlung des **modifizierten Vierkammerblickes.**

- Nach Beurteilung des Vierkammerblicks Ankippen des Schallkopfes leicht nach kranial und zusätzliche Darstellung des linksventrikulären Ausflußtraktes.
- Kippung des Schallkopfes weiter über den rechten Ventrikel ergibt Darstellung des rechtsventrikulären Ausflußtraktes.

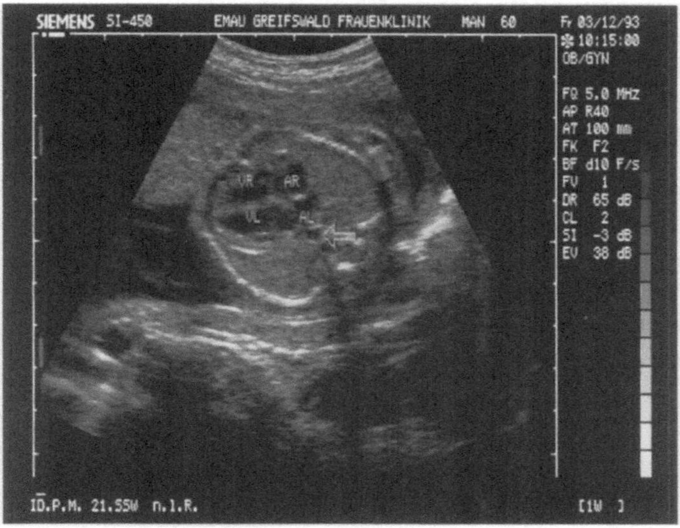

Abb. 42: 21. SSW, 5 MHz-Konvexsonde.

Darstellung des **Vierkammerblicks** mit beiden Vorhöfen. Herzkammern und Herzklappen. Die Herzspitze zeigt nach links (bei 9 Uhr).

Der rechte Ventrikel liegt der vorderen Thoraxwand an. Aorta thoracica (→) stellt sich im Querschnitt zwischen Wirbelsäule und linkem Vorhof dar.

4.1.1.4 Abdomenquerschnitt = Biometrieebene Abdomen (ATD)

Darstellung:

- Bauchwandkontur
- Magen links
- Leber (ventral des Magens und den gesamten rechten Oberbauch ausfüllend)
- dorsaler Anteil der Nabelvene
- Meßebene für den ATD, APD und AU

Beachte:

- Meßstreckenabgriff für den Abdomentransversaldurchmesser (ATD) an den Außenseiten der Rippen.
- Korrekte Einstellung der Ebene für die Messung des ATD:
  - annähernd runde Außenkontur
  - Symmetrie (WS, Rippen)
  - Nabelvene im Querschnitt dargestellt ca. ⅓ Abstand zur Bauchwand, ⅔ zur Wirbelsäule

Fehlerquellen:

- falsche Biometriewerte bei Kompression des Rumpfes von außen durch den Schallkopf
- „Salamischnitte“

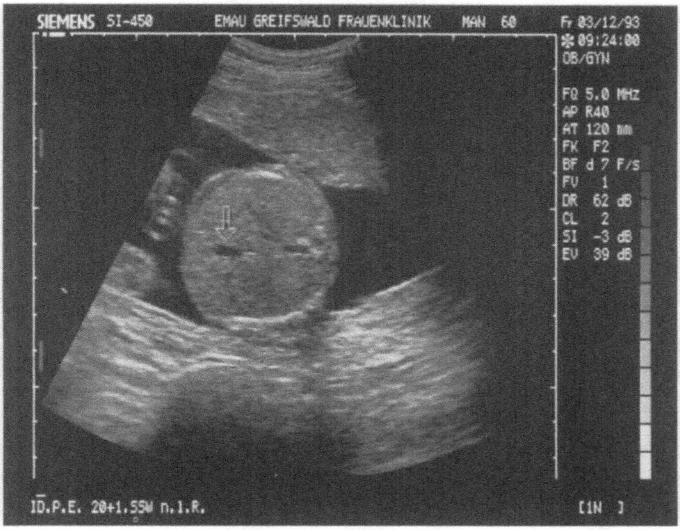

Abb. 43: 20 + 1 SSW, 5 MHz-Konvexsonde.

Darstellung des Oberbauchhorizontalschnittes, der als Meßebene zum Abgreifen des Abdomenquerdurchmessers dient. Wirbelsäule bei 3 Uhr. Dorsaler Anteil der Nabelvene längsoval dargestellt mit 1/3 Abstand von der vorderen Bauchwand und 2/3 Abstand von der Wirbelsäule.

4.1.1.5 Querschnitte im Mittel- und Unterbauch

Darstellung:

- Bauchwand
- Nierendarstellung bds., paravertebral
- Harnblase
- Dickdarmabschnitte (3. Trimenon)

Ausschluß:

- Nierenfehlbildungen
- obstruktive Uropathie
- ventrale Spaltbildungen
- Megakolon
- Ovarialzysten bei weiblichen Feten
- Steißbeinteratom
- Blasenekstrophie
- Kloakenfehlbildungen

Beachte:

- Wenn Nieren nicht darstellbar: Fruchtwasser normal? Harnblase gefüllt?
- Verwechslung der Nieren mit Nebennieren möglich
- Geschlechtsdarstellung möglich (nach 28. SSW größte Sicherheit, besonders bei weiblichen Feten)

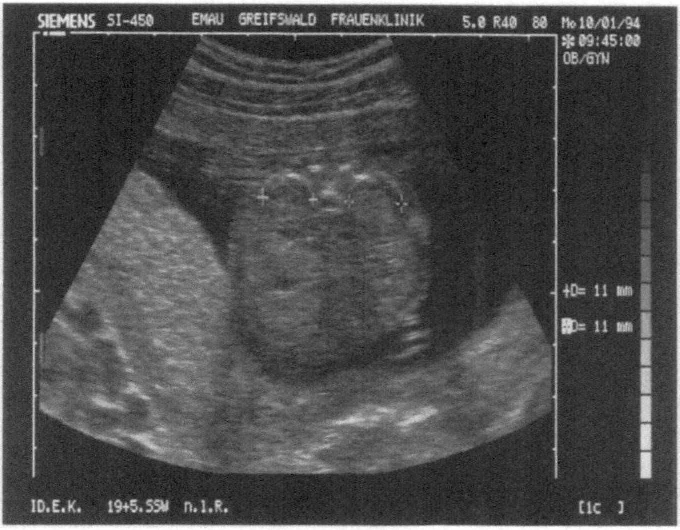

Abb. 44: 19 + 5 SSW, 5 MHz-Konvexsonde.

Horizontalschnitt durch den Mittelbauch. Die WS liegt vorn. Rechts und links der WS: Darstellung der Nieren im Querschnitt (zwischen den Kreuzen).

> **Beachte:** Bei Schallschatten durch die WS bei der Nierendarstellung: Schallkopf versetzen oder Lage der Schwangeren ändern.

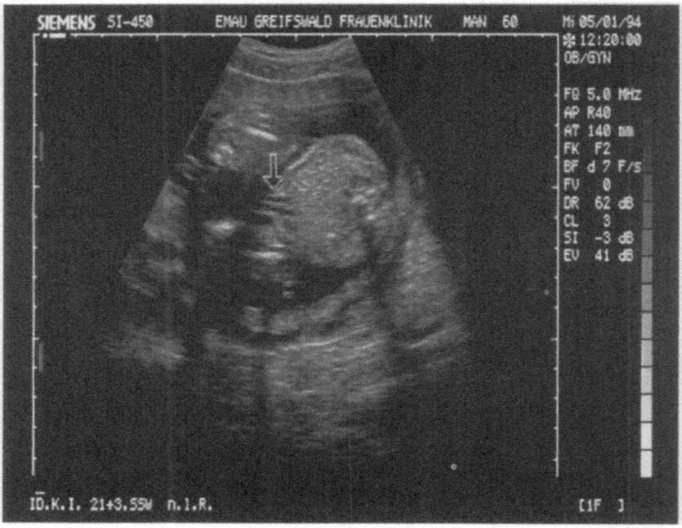

Abb. 45: 21 + 3 SSW, 5 MHz-Konvexsonde.

Horizontalschnitt in Höhe des Nabelschnureintritts in die vordere Bauchwand bei 9 Uhr. Beide Nabelschnurarterien sind im Längsschnitt dargestellt. WS im Querschnitt bei 3 Uhr.

Merke: Eine Omphalozele läßt sich in dieser Schnittebenendarstellung 100%ig ausschließen.

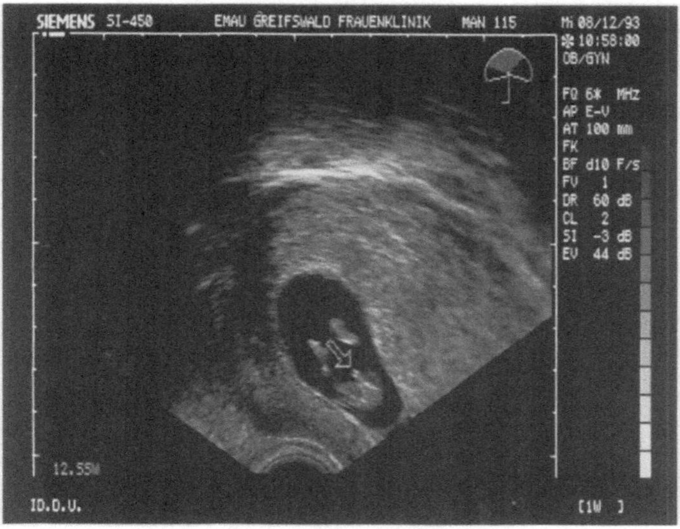

Abb. 46: 12. SSW, 6 MHz-Vaginalsonde.

Darstellung des männlichen Genitale bei abgespreizten Beinen.

Beachte: Eine Geschlechtsdiagnostik ist in der 12. SSW in Einzelfällen möglich. Eine Geschlechtsmitteilung an die Eltern sollte, wenn überhaupt, in jedem Fall erst nach Sicherung in einer Zweituntersuchung erfolgen.

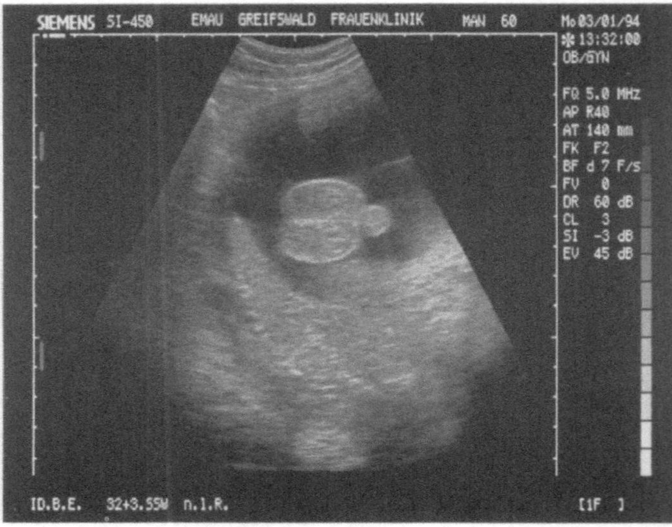

Abb. 47: 32 + 3 SSW, 5 MHz-Konvexsonde.

Deutliche Darstellung des männlichen Geschlechts.

Skrotum und Penis lassen sich zweifelsfrei differenzieren.

Merke: Aussagen über einen bereits abgeschlossenen Deszensus sind möglich, wenn beide Testes im Skrotum darstellbar sind.

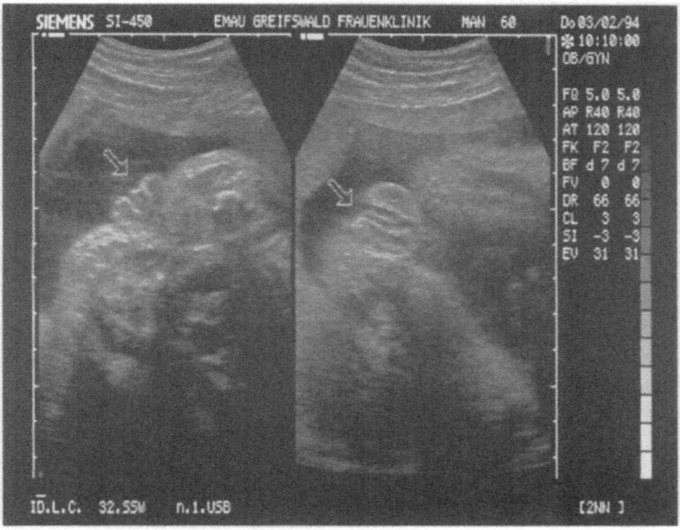

Abb. 48: 32. SSW, 5 MHz-Konvexsonde.

Horizontal- und Tangentialschnitt im Vulvabereich mit Darstellung des weiblichen Geschlechts (→).

Deutliche Differenzierung der peripheren Labia majora und zentralen strichförmigen Labia minora.

4.1.2 Frontal- oder Sagittalschnittebene des Femur

Darstellung:

- **Meßstrecke für die Femurlänge (FL) = Femurdiaphyse**

Ausschluß:

- komplexe Skelettfehlbildungen

Beachte:

- möglichst schallkopfnahen Femur messen
- Femur möglichst parallel zum Schallkopf einstellen mit gleichmäßigem Schallschatten dahinter

Fehlerquellen:

- Verwechslung mit Humerus
- zu kurze Einstellung, nicht parallel zum Schallkopf
- zu lange Einstellung durch Mitmessen der Epiphysenkerne in späteren Schwangerschaftsstadien

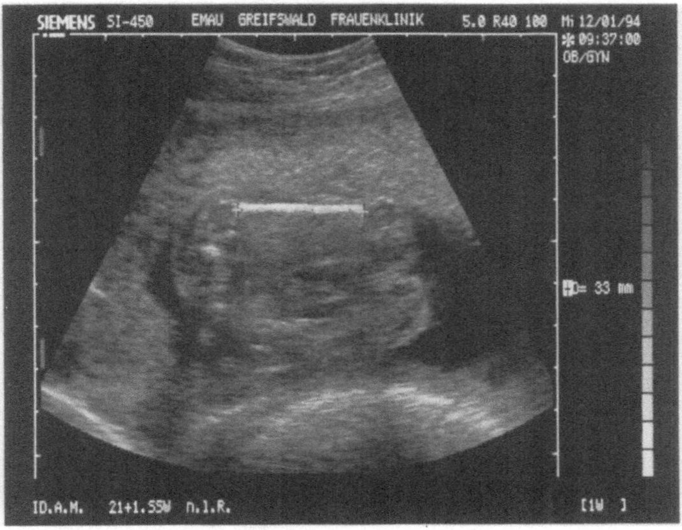

Abb. 49: 21 + 1 SSW, 5 MHz-Konvexsonde.

Exakte Einstellung für die Meßebene der Femurlänge, schallkopfnah und parallel zum Schallkopf. Die Länge des Femur beträgt 33 mm ≙ 20 + 3 SSW ± 2 Wochen.

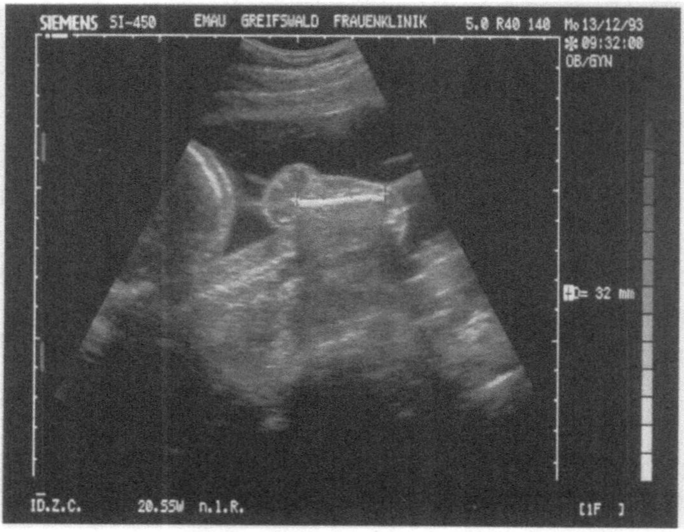

Abb. 50: 20. SSW, 5 MHz-Konvexsonde.

Exakte Einstellung für den Meßstreckenabgriff der Humeruslänge.

Sie beträgt 32 mm ≙ 20. SSW ± 2 Wochen.

Merke: In der 20. SSW ist die Humerusdiaphyse fast genau so lang wie die Femurdiaphyse. Danach bleibt das Humeruswachstum deutlich hinter dem des Femurs zurück.

4.1.3 Quer- und Längsschnitte der Wirbelsäule

Darstellung:

- **Horizontalschnitte:**
  3 Ossifikationszentren der Wirbel (2 seitliche und 1 ventrales) bilden ein spitzwinkliges Dreieck.
- **Frontalschnitte:**
  2 seitliche Ossifikationszentren („Schienenstrang“ oder „Reißverschluß”)

  oder

  Ossifikationszentren der Seitenfortsätze und Wirbelkörper
- **Sagittalschnitte:**
  perlschnurartige Doppelkontur bds. des exakten Mediansagittalschnittes durch jeweils ein seitliches (= Ossifikationszentrum des rechten oder linken Seitenfortsatzes) und ein ventrales (= Ossifikationszentrum im Wirbelkörper) Ossifikationszentrum. Der kaudale WS-Abschnitt verjüngt sich bleistiftspitzenartig.
- **exakter dorsoanteriorer Mediansagittalschnitt:**
  Ossifikationszentren der WS (ventral), Spinalkanal, angedeutete Dornfortsätze (knorpelig) Hautkontur!

Ausschluß:

- dorsale Spaltbildungen
- Hygroma colli
- Steißbeinteratom
- Skoliose, Gibbus

Fehlerquellen:

- Bei fehlender Symmetrie des Frontalschnittes oder nicht exaktem Mediansagittalschnitt: Einstellung eines seitlichen oder des ventralen Ossifikationszentrums.

> **Merke:** Nur die geschlossene Hautkontur über dem exaktem Mediansagittalschnitt ist beweisend für die dorsale Integrität der fetalen Wirbelsäule.

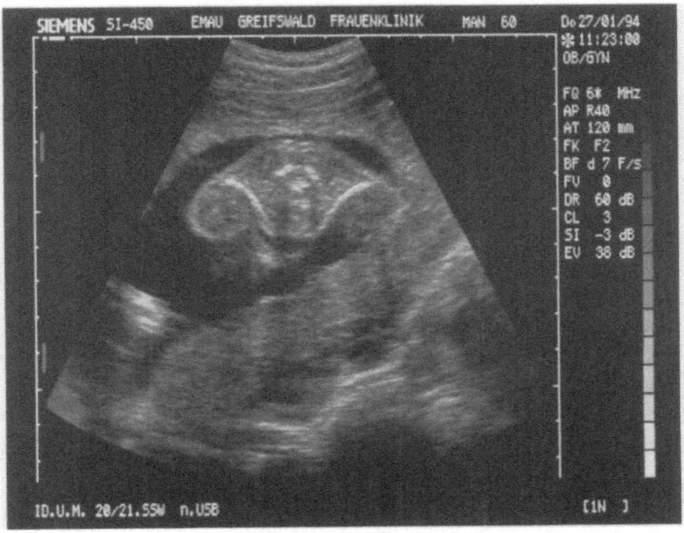

Abb. 51: 20./21. SSW, 5 MHz-Konvexsonde.

Horizontalschnitt im Bereich der HWS mit gleichzeitiger Darstellung beider Claviculae. Deutlich erkennbar das ventrale Ossifikationszentrum des Wirbelkörpers und die beiden seitlichen Ossifikationszentren der beiden Seitenfortsätze.

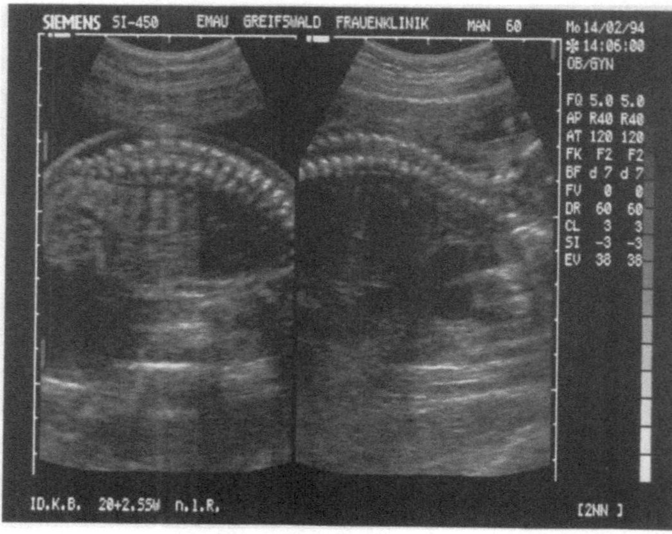

Abb. 52: 20 + 2 SSW, 5 MHz-Konvexsonde.

Darstellung der gesamten Wirbelsäule im Sagittalschnitt.

Linkes Bild: BWS, LWS und bleistiftspitzenartige Verjüngung in der Sakralregion.

Rechtes Bild: HWS und BWS.

Merke: Zum Ausschluß einer dorsalen Verschlußstörung der Wirbelsäule gehört die Querschnittsuntersuchung in allen Abschnitten.

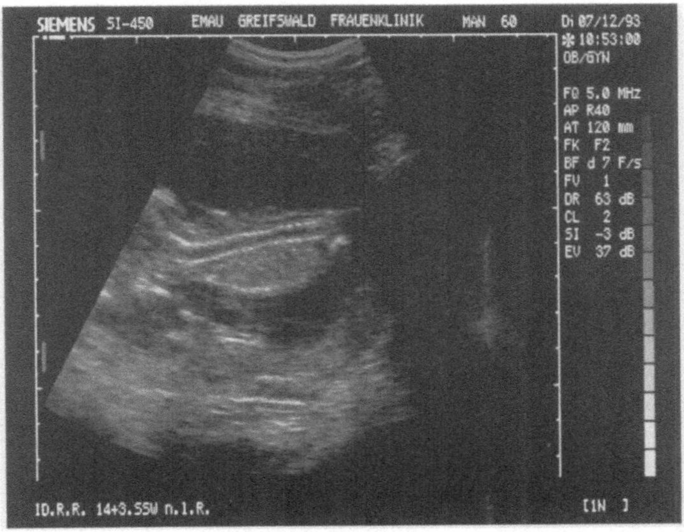

Abb. 53: 14 + 3 SSW, 5 MHz-Konvexsonde.

Frontalschnitt der Wirbelsäule, die fast im gesamten Verlauf schienenstrangartig dargestellt ist. Aufgrund der Krümmung der Wirbelsäule kommt der Sakralbereich nicht gleichzeitig mit ins Bild.

Merke: Frontalschnitte dienen mehr der topographischen Orientierung und weniger dem Ausschluß einer Spina bifida.

4.1.4 Dorsoposteriorer Mediansagittalschnitt

Darstellung:

- ventrale Konturen: Gesichtsprofil, Hals, Thorax- und Bauchwand
- Organe: Herz, Lunge, Aorta, Zwerchfell, Nabelvene, Harnblase

Ausschluß:

- auffälliges Gesichtsprofil
- ventrale Spaltbildungen
- intrathorakale oder intraabdominale pathologische Strukturen

Besonderheit:

- Zwerchfelldarstellung möglich, da Lunge echoreicher als Leber

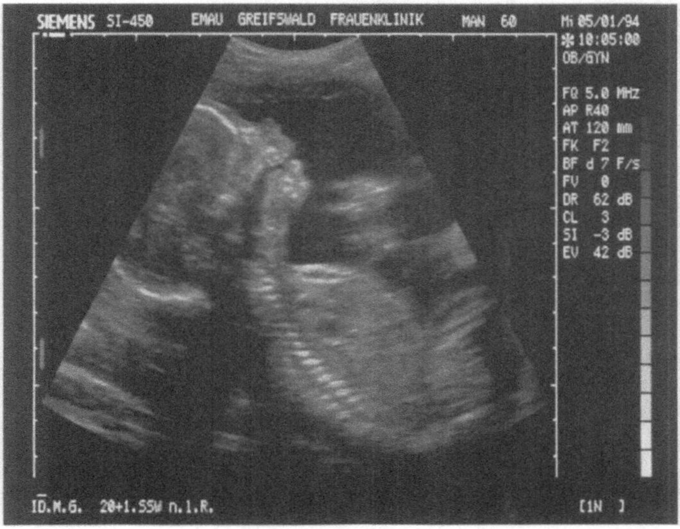

Abb. 54: 20 + 1 SSW, 5 MHz-Konvexsonde.

Medianer dorsoposteriorer Sagittalschnitt.

Deutliche Darstellung des Gesichtsprofils mit Differenzierung von Stirn, Nase, Mund und Kinn.

Maxilla und Mandibula und das Ossifikationszentrum des Os nasale als knöchernde Strukturen des Gesichtsschädels sind differenziert sichtbar.

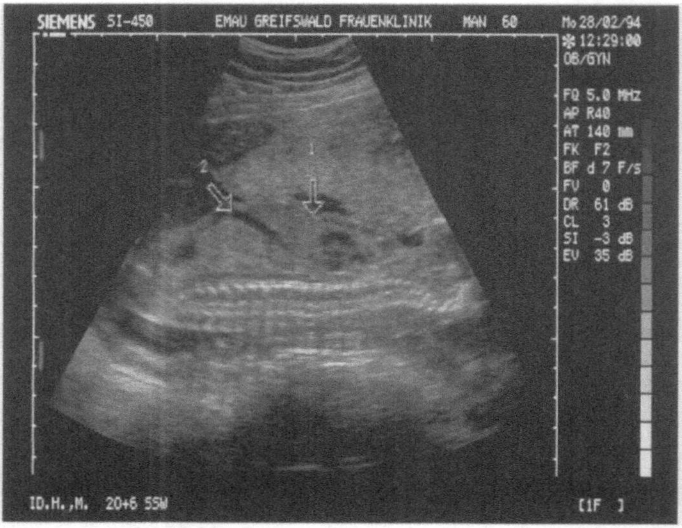

Abb. 55: 20 + 6 SSW, 5 MHz-Konvexsonde.

Mediansagittalschnitt des Rumpfes bei dorsoposteriorer Wirbelsäule.

Deutliche Trennung von Thorakal- und Abdominalraum durch das Zwerchfell (1 →).

Die intrakorporal verlaufende V. umbilicalis ist fast im gesamten Verlauf dargestellt (2 →).

4.1.5 Dorsoventrale Frontalschnitte

Darstellung:

- Wirbelsäule
- Körpersymmetrie:
  - Gehirn
  - Orbitae
  - Nase
  - Lippen
- Thorakal- und Abdominalorgane

Ausschluß:

- Hydrozephalus
- Hygroma colli
- Lippen-Kiefer-(Gaumen)Spalten
- Zwerchfellhernien
- Nierenfehlbildungen

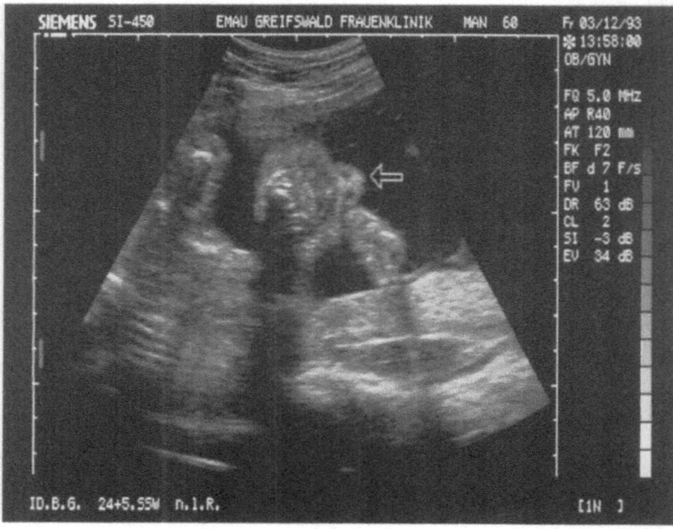

Abb. 56: 24 + 5 SSW, 5 MHz-Konvexsonde.

Frontalschnitt untere Gesichtshälfte. Deutlich erkennt man die Nase (→) mit Nasenflügeln und Septum sowie den geschlossenen Mund (Ober- und Unterlippe).

Merke: Lippenspalten lassen sich durch diese Darstellung 100%ig ausschließen.

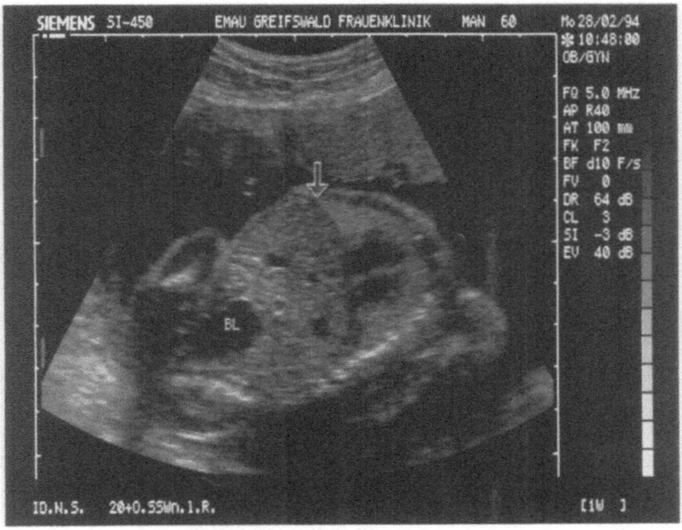

Abb. 57: 20. SSW, 5 MHz-Konvexsonde.

Frontalschnitt Rumpf. Thorakal- und Abdominalraum sind deutlich voneinander zu differenzieren und werden durch das Zwerchfell (→) getrennt. Im Thorakalraum Darstellung des Herzens und der Lungen (echoreich). Im Abdomen stellt sich die deutlich echoärmere Leber und die Harnblase (BL) dar.

4.1.6 Extremitäten

Darstellung:

Obere Extremitäten:
- Humerus
- Ulna
- Radius
- Hand bds.

Untere Extremitäten:
- Femur
- Tibia
- Fibula
- Fuß bds.

Ausschluß:

- Skelettfehlbildungen (Dysplasien)
- Defekte einzelner Skelettabschnitte
- Amnionbandsyndrom

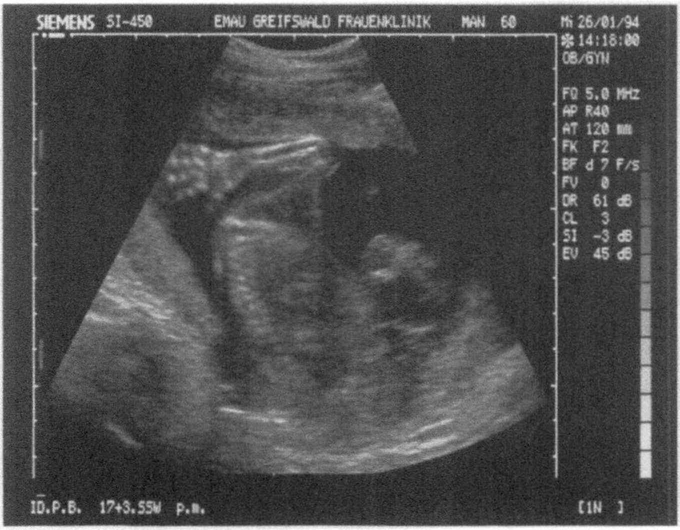

Abb. 58: 17 + 3 SSW, 5 MHz-Konvexsonde.

Darstellung des angewinkelten rechten Armes. Radius- und Ulnadiaphyse deutlich erkennbar mit der rechten Hand. Die Finger sind gestreckt und abzählbar, der Daumen abduziert.

Beachte: Wegen des Übergewichtes der Beugemuskeln am Unterarm sind die Finger nur ganz selten gestreckt.

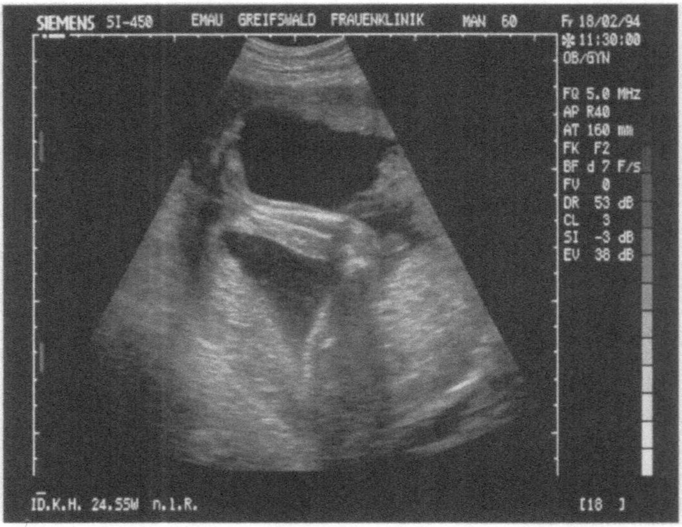

Abb. 59: 24 SSW, 5 MHz-Konvexsonde.

Sagittalschnitt des Unterschenkels und des Fußes. Tibia- und Fibuladiaphyse sind parallel dargestellt. Der Fuß liegt der Uteruswand direkt an.

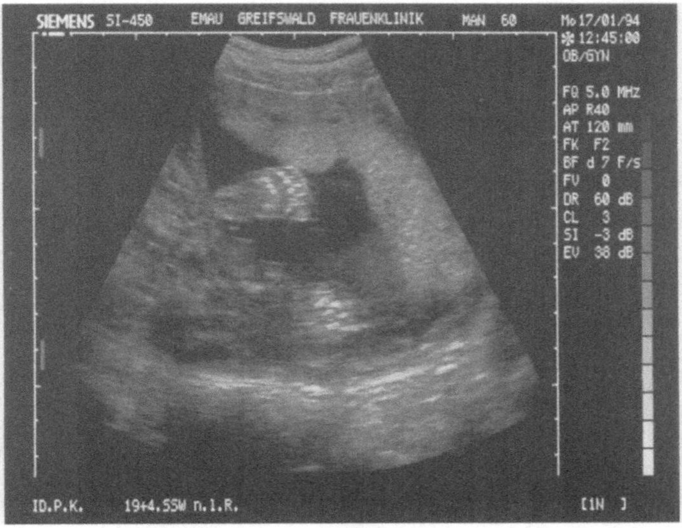

Abb. 60: 19 + 4 SSW, 5 MHz-Konvexsonde.

Längsschnitt des Fußes mit Großzehe und 4 kleinen Zehen, die eher schemenhaft darstellbar sind.

Beachte: Im allgemeinen lassen sich die Zehen nicht so gut abzählen wie die Finger.

4.2 Ziele der Biometrie im 2. und 3. Trimenon

Im zweiten Trimenon (20. SSW) dient die Biometrie der rechtzeitigen Erkennung der frühen Wachstumsretardierung. Wichtigste Voraussetzung ist die genaue Kenntnis des Schwangerschaftsalters. Hierfür ist die Messung der SSL zwischen 8.–11. SSW (Kapitel 2.1.5, S. 20) mit einer Festlegung des Gestationsalters auf ± 3–5 Tage am sichersten.

> **Merke:** Ist das Schwangerschaftsalter einmal festgelegt, darf es im weiteren Verlauf nicht mehr geändert werden.

Im dritten Trimenon (30. SSW) steht die Erkennung der späten Wachstumsretardierung und der Makrosomie (diabetische Schwangerschaft, Gestationsdiabetes) im Vordergrund.

Weiterhin gibt es Fehlbildungen, die sich erst später manifestieren, wie z. B. Hydrozephalus oder obstruktive Uropathien.

Die Ultraschalluntersuchung im 2. und 3. Trimenon folgt im wesentlichen dem gleichen Untersuchungsablauf. Für die Routineuntersuchung genügen Messungen des biparietalen Durchmessers (BPD), des abdominalen Transversaldurchmessers (ATD) und der Femurlänge (FL).

4.3 Erweiterte Biometrie

Bei Disproportionen zwischen verschiedenen Körperabschnitten (Retardierung, komplexe Fehlbildungssyndrome) ist es notwendig, die Biometrie durch zusätzliche Maße zu erweitern. Da diese Messung nicht Aufgabe der Stufe I ist, werden diese nur informationshalber genannt.

- **Kleinhirnhemisphärenbreite:**

Bis zur 25. SSW entspricht sie annähernd dem Gestationsalter in Wochen.

> **Merke:** Bei den meisten Formen des Mikrozephalus wird ein normalgroßes Kleinhirn gefunden.

- **Fetale Augenabstände:**

> **Merke:** Der äußere Augenhöhlenabstand korreliert gut mit der Wachstumkurve des BPD und gibt Hinweise auf einen Mikrozephalus (Gesichtsschädel normal, Gehirnschädel retardiert).

- **Quer- und Längsdurchmesser des Herzens:**

> **Merke:** Herzwachstum infolge der Kreislaufzentralisation bei Wachstumsretardierungen relativ normal bei deutlicher Retardierung des Rumpfes.

- **Fußlänge des Feten:**

Sie soll bei Wachstumsretardierungen sowie bei Skelettdysplasien eine Differenzierungsmöglichkeit bieten.

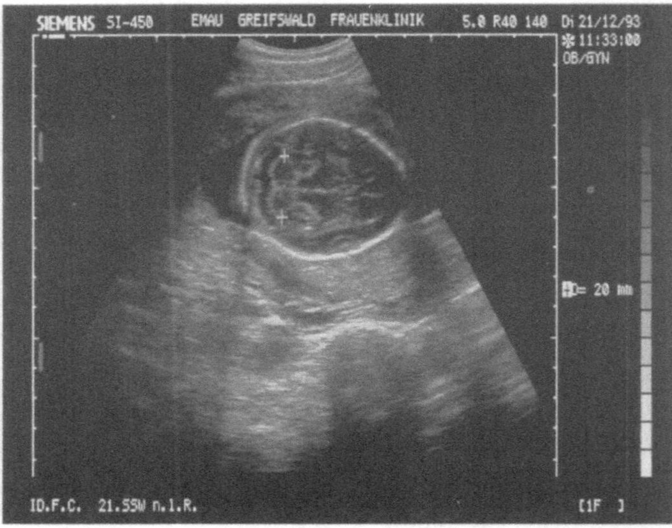

Abb. 61: 21. SSW, 5 MHz-Konvexsonde.

Horizontalschnitt des Kopfes in Höhe des Kleinhirns. Kleinhirnhemisphärenbreite zwischen den Meßkreuzen 20 mm (≙ 20. SSW).

Merke: Bei unklarem Gestationsalter und mangelhaft einstellbarem BPD kann die Messung der Kleinhirnhemisphärenbreite weiterhelfen.

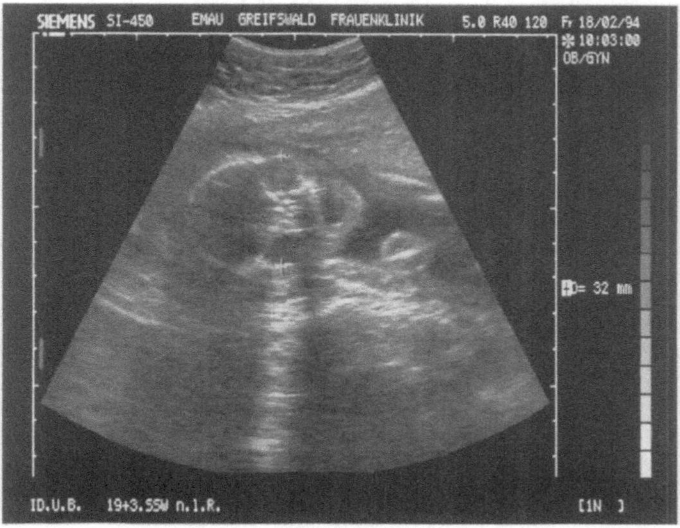

Abb. 62: 19 + 3 SSW, 5 MHz-Konvexsonde.

Frontalschnitt durch das Gesicht und die Stirn.

Mund halb geöffnet und deutliche Darstellung beider Orbitae.

Diese Ebene dient der Vermessung der Augenhöhlenabstände.

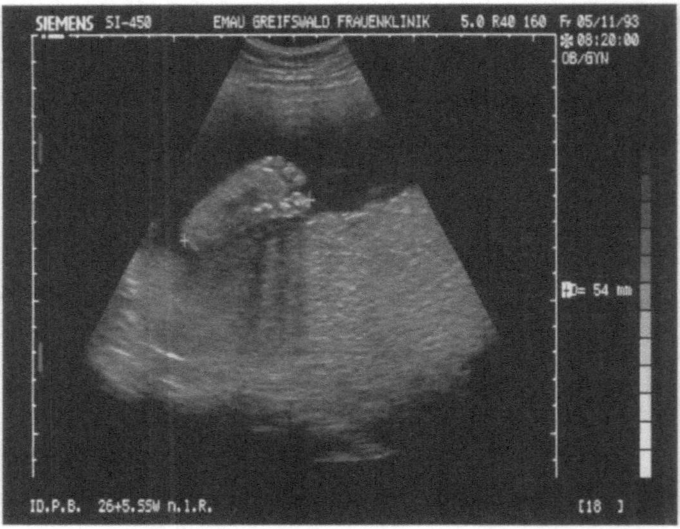

Abb. 63: 26 + 5 SSW, 5 MHz-Konvexsonde.

Längsschnitt des rechten Fußes.

Deutliche Differenzierung zwischen Großzehe und kleinen Zehen.

Ideale Schnittebene zur Messung der Fußlänge.

Meßkreuze von der Fersenmitte bis zur Großzehe anlegen.

5. Sonographie häufiger fetaler Fehlbildungen, Fehlbildungshinweiszeichen

Für die Ultraschallscreeninguntersuchung in der Stufe I kommt es vor allem darauf an, die sonographischen Fehlbildungshinweiszeichen zu erkennen, die einer weiterführenden Diagnostik in einem Zentrum der Stufe II bzw. III bedürfen.

Sonographische Fehlbildungshinweiszeichen:

- abnorme Fruchtwassermenge
- frühe Wachstumsretardierung
- anomale Strukturen im Feten
- Disproportionen einzelner Körperabschnitte
- Plazenta- und Nabelschnuranomalien
- auffälliges Bewegungsverhalten

Das **wichtigste sonographische Hinweiszeichen** auf fetale Entwicklungsstörungen stellt die **anomale Fruchtwassermenge** dar.

5.1 Anomale Fruchtwassermenge

Polyhydramnie: ein zweiter Fetus hätte in derselben Fruchthöhle Platz (Holländer).

Oligohydramnie: Fetus im Bewegungsverhalten deutlich eingeschränkt.

Anhydramnie: kein Fruchtwassernachweis zwischen Fetus und Uteruswand oder Plazenta (Ausschluß vorzeitiger Blasensprung).

Semiquantitative Bestimmung der Fruchtwassermenge (n. Chamberlain et al. 1984)

→ größte meßbare Strecke eines echoleeren Fruchtwasserareals ohne Nabelschnuranteile zwischen Fetus und Uteruswand im Querschnitt

FW-menge	Tiefe (cm)	Breite (cm)	Diagnose
vermindert	< 1	< 1	Oligohydramnie
grenzwertig	$\geq 1 \leq 2$	≥ 1	untere Norm
normal	$< 2 < 8$	> 1	normale FW-Menge
vermehrt	> 8	> 1	Polyhydramnie

5.1.1 Oligohydramnie, Anhydramnie

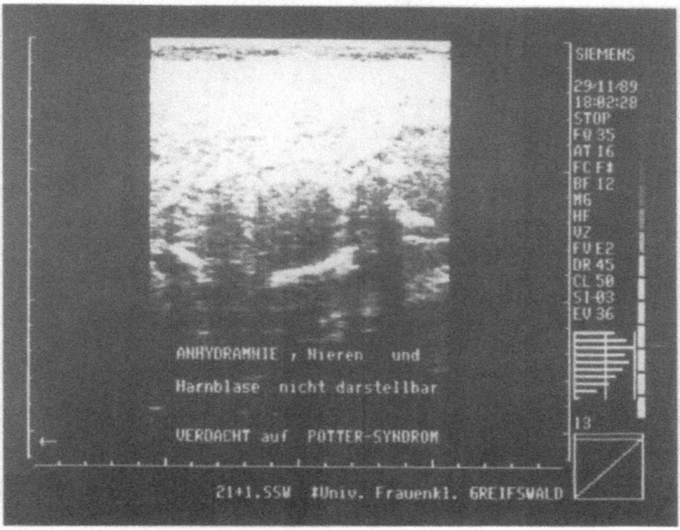

Abb. 64: 21 + 1 SSW, 5 MHz-Sektorsonde.

Kopf- und Rumpflängsschnitt.

Anhydramnie, Kopf (rechts) und Rumpf (links) des Feten sind nur undeutlich zu erkennen; Nieren und Harnblase **nicht** darstellbar.

Diagnose: Originäres Potter-Syndrom (bilaterale Nierenagenesie) Anfang 22. SSW, Anhydramnie.

Häufigkeit: 1 : 3000 Lebendgeborene.

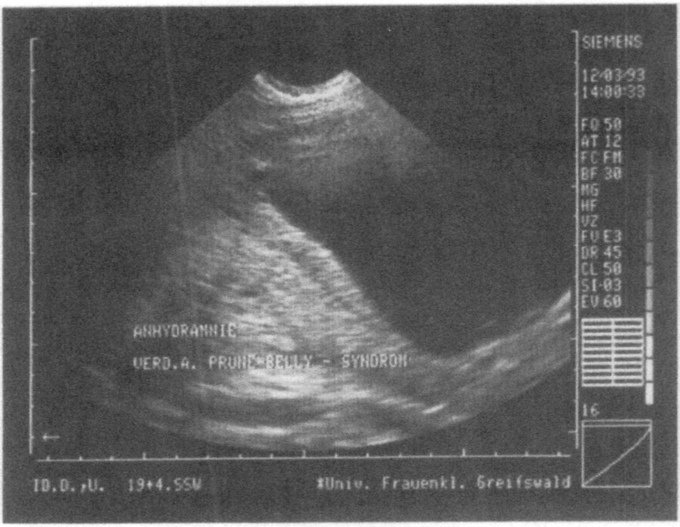

Abb. 65: 19 + 4 SSW, 5 MHz-Konvexsonde.

Uteruslängsschnitt.

Was auf dem ersten Blick als massives Hydramnion (Überweisungsdiagnose) imponiert, stellt sich nach genauerer Untersuchung als riesiges, intrafetal gelegenes zystisches Gebilde heraus.

Fruchtwasser ist nicht nachweisbar.

Diagnose: Prune-belly-Syndrom 20. SSW, Anhydramnie.

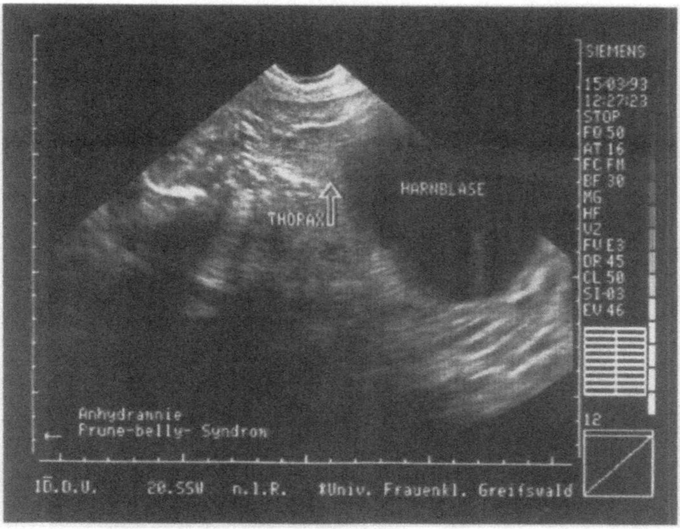

Abb. 66: 20. SSW, 5 MHz-Sektorsonde.

Derselbe Fall wie in Abb. 65; Kopf- und Rumpflängsschnitt (Kopf links), Vollbild des Prune-belly-Syndroms, Anhydramnie. Abdomen von riesiger Zyste (Harnblase) ausgefüllt.

Diagnose: Pruny-belly-Syndrom 20. SSW Anhydramnie.

5.1.2 Polyhydramnie

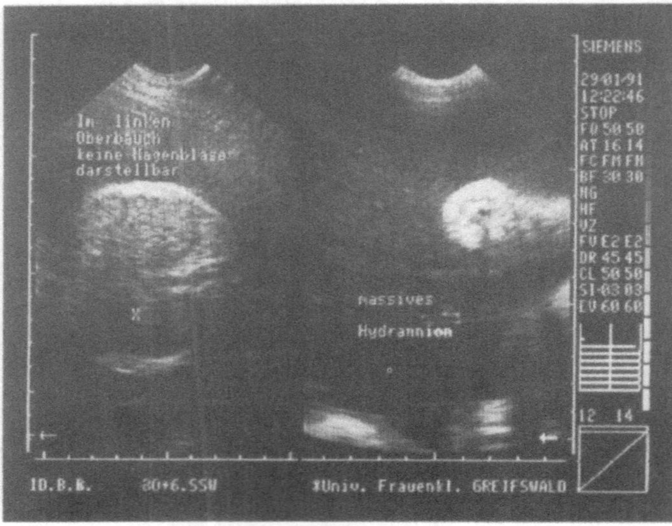

Abb. 67: 30 + 6 SSW, 5 MHz-Sektorsonde.

Linkes Bild: Oberbauchhorizontalschnitt – im linken Oberbauch ist die Magenblase nicht darstellbar, Wirbelsäule bei 3 Uhr.

Rechtes Bild: Darstellung des größten Fruchtwasserdepots (> 8 cm Tiefe) im Querschnitt – Polyhydramnie.

Diagnose: Ösophagusatresie 31. SSW, Polyhydramnie.

5.2 Frühe Wachstumsretardierung

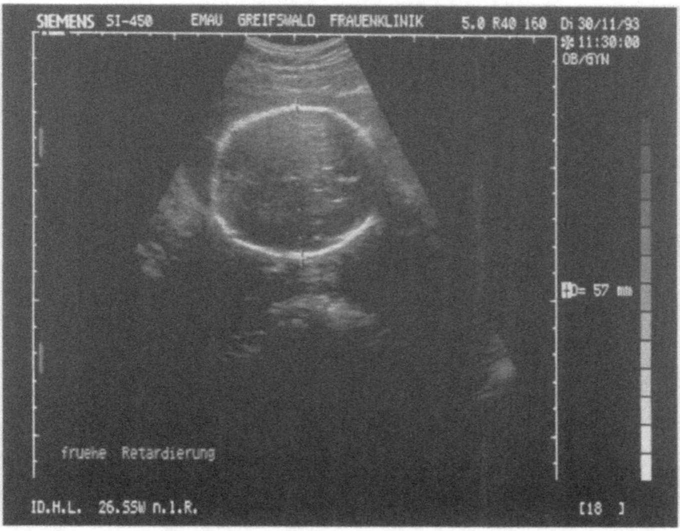

Abb. 68: 26. SSW, 5 MHz-Konvexsonde.

Bei gesichertem Gestationsalter entspricht der BPD der 22. SSW, Oligohydramnie (normales Karyogramm), pathologischer Flow in der Umbilikalarterie.

Diagnose: Frühe symmetrische Retardierung 26. SSW (plazentar bedingt).

> **Merke:** Bei früher Wachstumsretardierung gezielte Fehlbildungsfeindiagnostik und Karyotypisierung.

5.3 Anomale Körperumrißformen

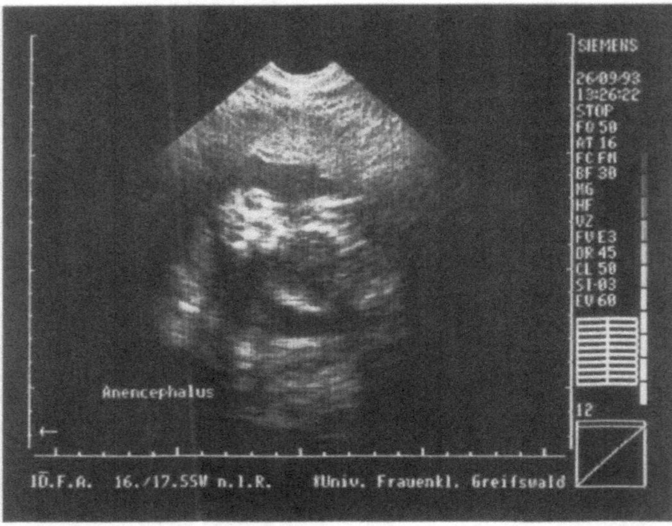

Abb. 69: 16./17. SSW, 5 MHz-Sektorsonde.

Frontalschnitt durch das Gesicht bei Anenzephalus, fehlende Darstellbarkeit der Stirnpartie, Abbruch oberhalb der Orbitae.

Diagnose: Anenzephalus 16./17. SSW.

> **Merke:** Häufigkeit des Anenzephalus in Deutschland 1 : 1000 Geburten.

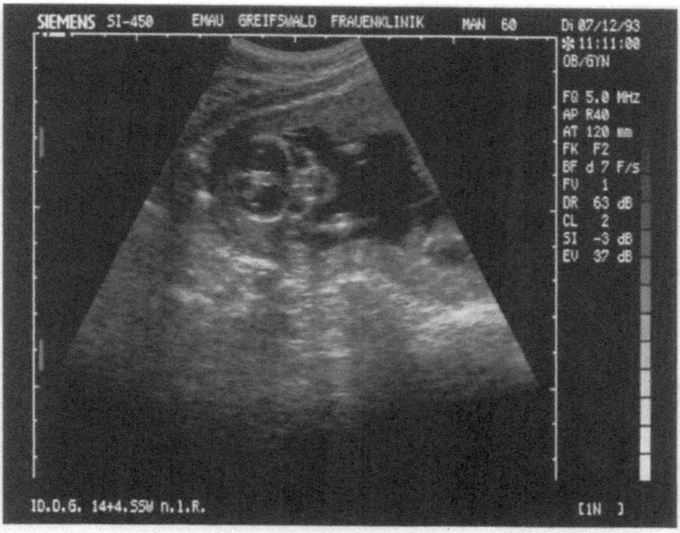

Abb. 70: 14 + 4 SSW, 5 MHz-Konvexsonde.

Frontalschnitt durch das Gesicht bei normalem Befund. Stirn und Schädelkalotte lassen sich deutlich darstellen.

Diagnose: Normale Gesichts- und Schädelkontur 15. SSW.

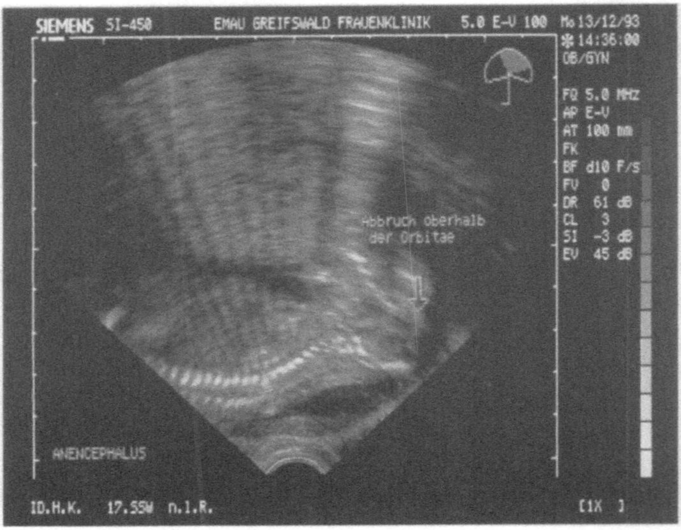

Abb. 71: 17. SSW, 5 MHz-Vaginalsonde.

Mediansagittalschnitt des Kopfes (rechts) und des Rumpfes. Weder die knöchernen Schädelstrukturen noch die intrazerebralen Strukturen lassen sich darstellen. Oberhalb der HWS rechts im Bild findet sich nur ein unregelmäßig konfiguriertes höckriges Gebilde.

Diagnose: Anenzephalus 17. SSW.

> **Hinweis:** Bei tiefstehendem Kopf in Schädellage mit schlechter Darstellbarkeit Vaginalsonographie hilfreich.

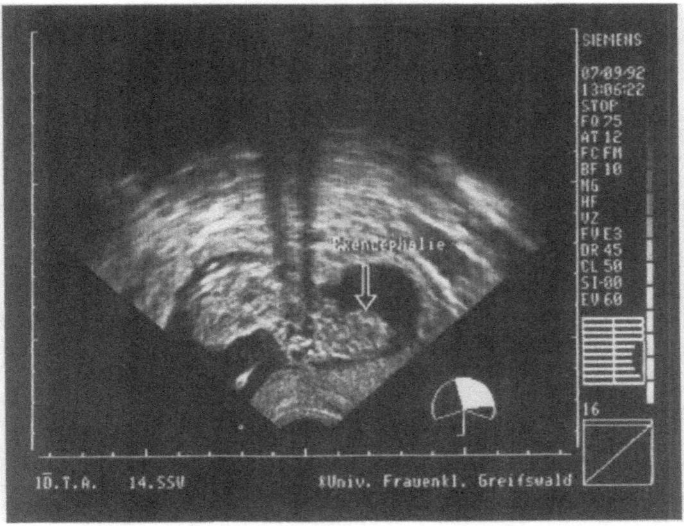

Abb. 72: 14. SSW, 7,5 MHz-Vaginalsonde.

Sagittalschnitt durch den fetalen Kopf.

Rechts im Bild Darstellung frei im FW flottierender Gehirnstrukturen. Die Schädelkalotte fehlt.

Diagnose: Exenzephalus 14. SSW.

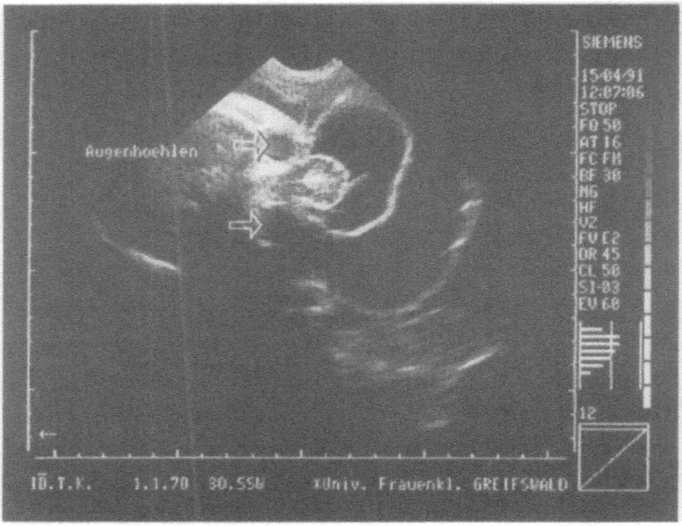

Abb. 73: 30. SSW, 5 MHz-Sektorsonde.

Frontalschnitt durch das Gesicht.

Unterhalb der Augenhöhle im Bereich der Nasenwurzel Knochendefekt. Austritt von Hirngewebe und Dura mater. Bildung eines monströsen zystischen Gebildes vor dem Gesicht.

Diagnose: Nasale Enzephalozele 30. SSW.

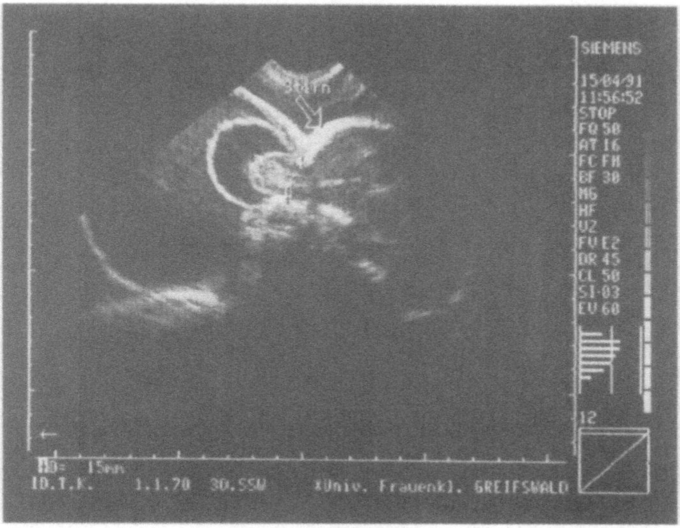

Abb. 74: 30. SSW, 5 MHz-Sektorsonde.

Mediansagittalschnitt des Kopfes.

Unterhalb der Stirn im Bereich der Nasenwurzel Darstellung des 1,5 cm langen Knochendefektes mit Austritt von Hirngewebe und Dura mater.

Diagnose: Nasale Enzephalozele 30. SSW.

Merke: Häufigkeit 1 : 2000 Geburten.

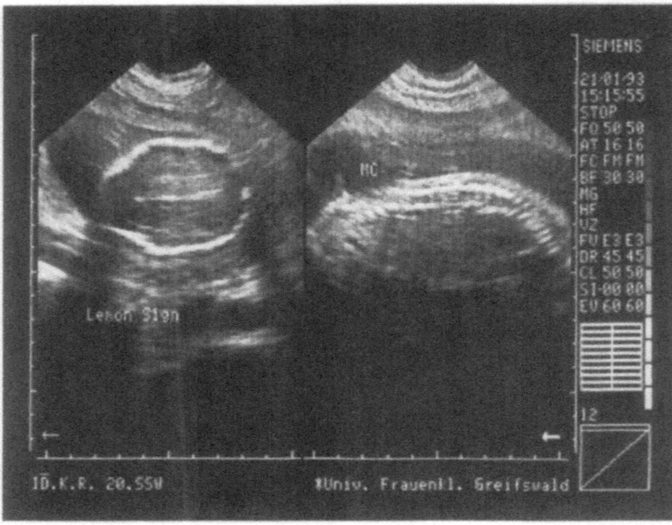

Abb. 75: 20. SSW, 5 MHz-Sektorsonde.

Linkes Bild: Deutliche „Zitronenform“ des Schädels (lemon sign).

Rechtes Bild: Dorsoanteriorer Mediansagittalschnitt des Rumpfes. Im lumbosakralen Bereich der Wirbelsäule Darstellung einer Meningozele (MC).

Diagnose: Spina bifida cystica 20. SSW.

> **Merke:** Häufigkeit 1 : 1000 Geburten, Lokalisation: 2–4% zervikal, 6% thorakal, 90% lumbosakral.

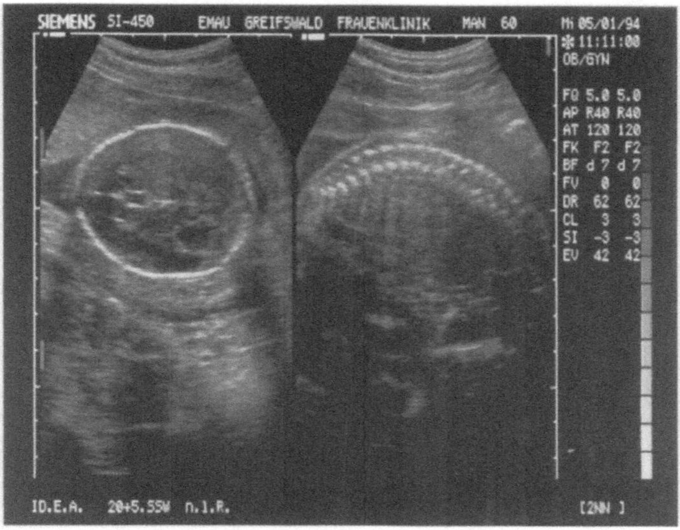

Abb. 76: 20 + 5 SSW, 5 MHz-Konvexsonde. Vergleichsbild zu Abb. 75 (Normalbefund).

Linkes Bild: normale Schädelform im Planum frontooccipitale.

Rechtes Bild: Wirbelsäule geschlossen im Mediansagittalschnitt.

Beachte: Kontrolle der intakten Hautkontur dorsal der **gesamten** Wirbelsäule in versetzten Sagittalschnitten.

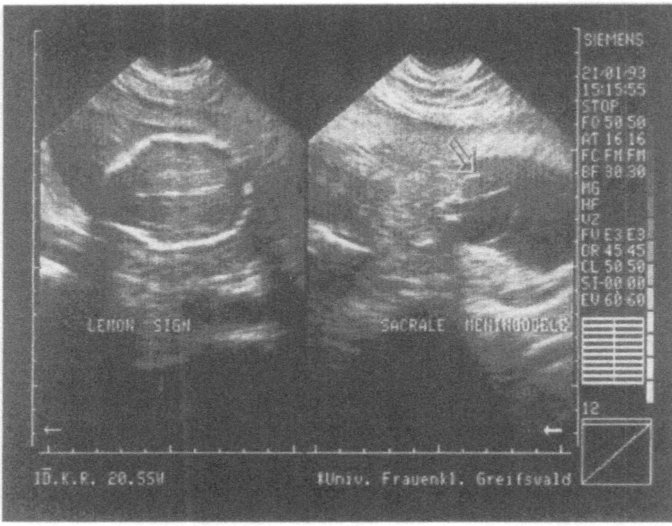

Abb. 77: 20. SSW, 5 MHz-Sektorsonde, gleicher Fall wie Abb. 75.

Linkes Bild: „Zitronenform" des Schädels (lemon sign).

Rechtes Bild: Rumpfquerschnitt in Höhe der Darmbeine, WS-Querschnitt im Lumbosakralbereich bei 3 Uhr.

Seitliche Ossifikationszentren weichen leicht auseinander. Darstellung der Meningozele (→) im Querschnitt dahinter.

Diagnose: Spina bifida cystica 20. SSW.

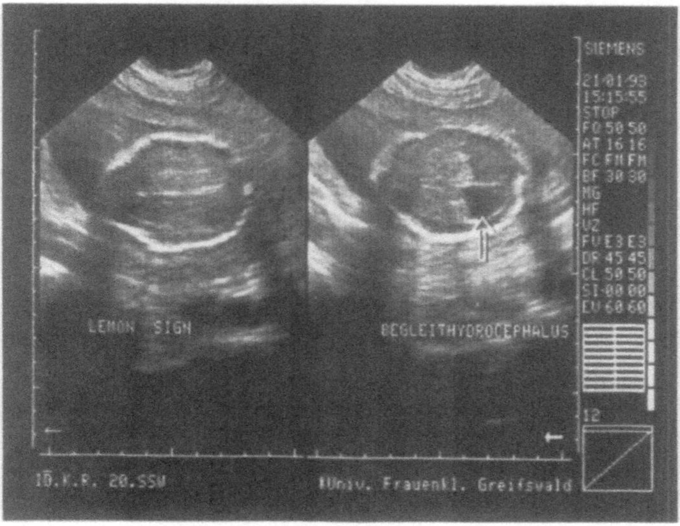

Abb. 78: 20. SSW, 5 MHz-Sektorsonde, gleicher Fall wie Abb. 75.

Linkes Bild: „Zitronenform“ des Schädels (lemon sign).

Rechtes Bild: Darstellung eines Begleithydrozephalus mit Erweiterung beider Hinterhörner der Seitenventrikel im Horizontalschnitt im Bereich der Ventrikelebene.

Diagnose: Begleithydrozephalus und lemon sign bei Spina bifida cystica 20. SSW.

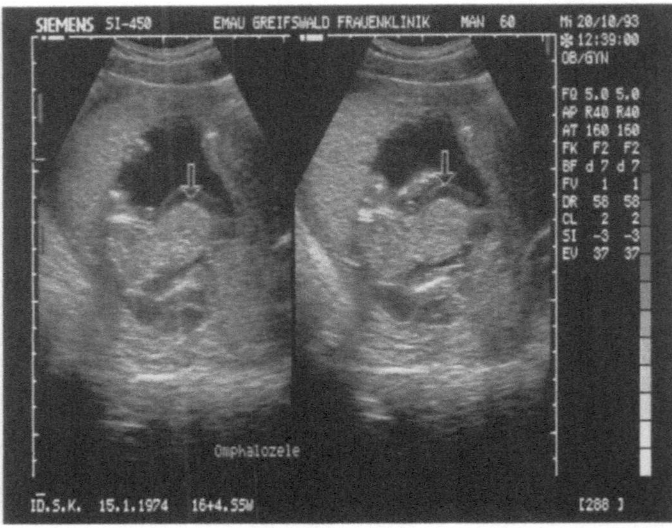

Abb. 79: 16 + 4 SSW, 5 MHz-Konvexsonde, große Omphalozele (→).

In beiden Bildhälften: Links Abdomenquerschnitt in Höhe des Nabelschnureintritts. Rechts daneben rundlicher, glatt begrenzter Bruchsack mit Lebergewebe als Bruchsackinhalt (→), fast ebenso groß wie der Abdomenquerschnitt.

Diagnose: Große Hepatomphalozele 17. SSW.

Merke: Häufigkeit 1 : 3000 – 1 : 1000 Geburten.

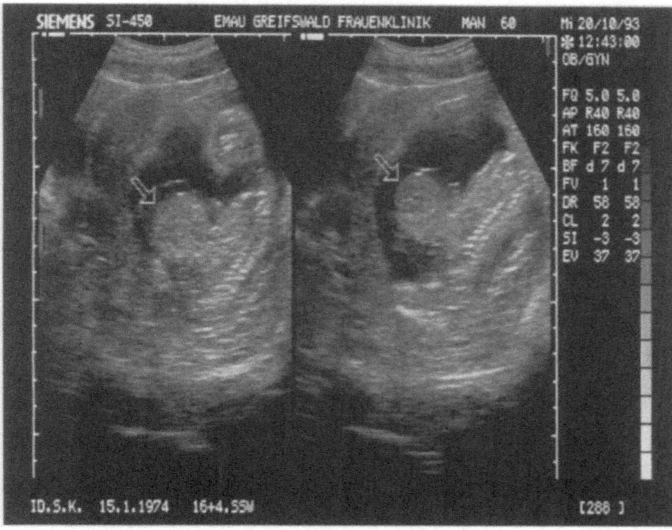

Abb. 80: 16 + 4 SSW, 5 MHz-Konvexsonde.

Derselbe Fall wie in Abb. 79 im dorsoposterioren Mediansagittalschnitt. Vor dem Abdomen im Längsschnitt derselbe rundliche Bruchsack, der große Teile der Leber enthält (→).

Diagnose: Große Hepatomphalozele 17. SSW.

Beachte: Häufig assoziiert mit Begleitfehlbildungen oder chromosomalen Aberrationen (Karyotypisierung!)

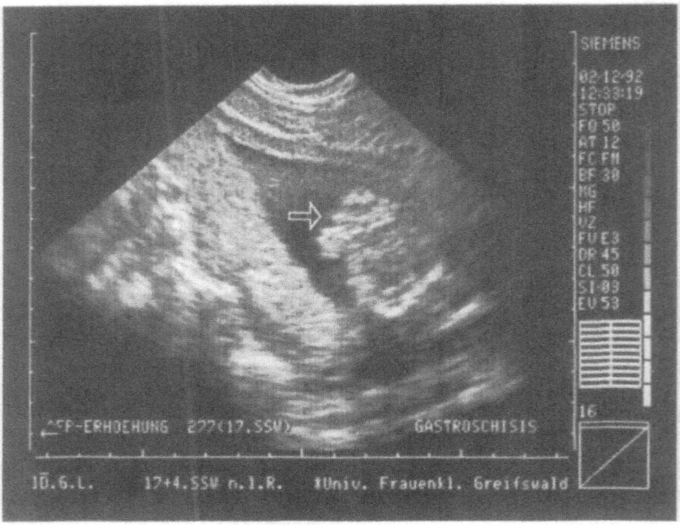

Abb. 81: 17 + 4 SSW, 5 MHz-Sektorsonde.

Ventral des Abdomenhorizontalschnittes (rechts im Bild) Darstellung frei im Fruchtwasser schwimmender Darmschlingen (→), die **nicht** von einem Bruchsack umgeben sind.

Diagnose: Gastroschisis 18. SSW.

Merke: AFP-Erhöhung in Serum und Fruchtwasser.

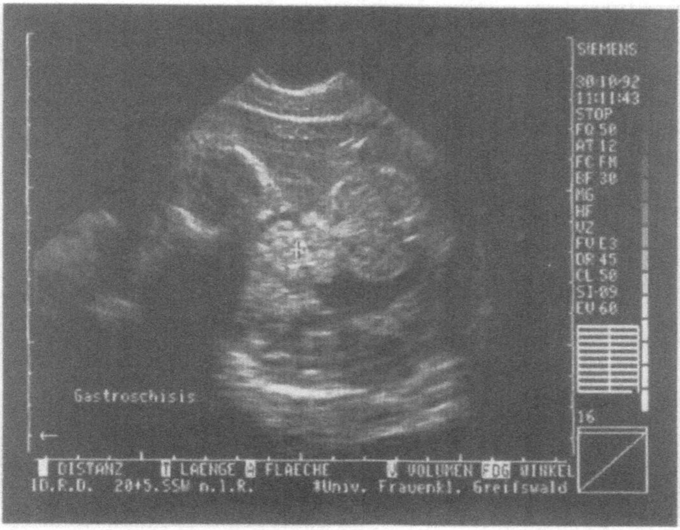

Abb. 82: 20 + 5 SSW, 5 MHz-Sektorsonde, Abdomenquerschnitt rechts im Bild, Wirbelsäulenquerschnitt bei 3 Uhr.

Links vor dem Abdomen im Fruchtwasser frei flottierende Darmschlingen (+) ohne Bruchsack.

Diagnose: Gastroschisis 21. SSW.

> **Merke:** Häufigkeit 1 : 30 000 Geburten. Chromosomale Aberrationen und Begleitfehlbildungen selten.

5.4 Anomale Strukturen im Feten

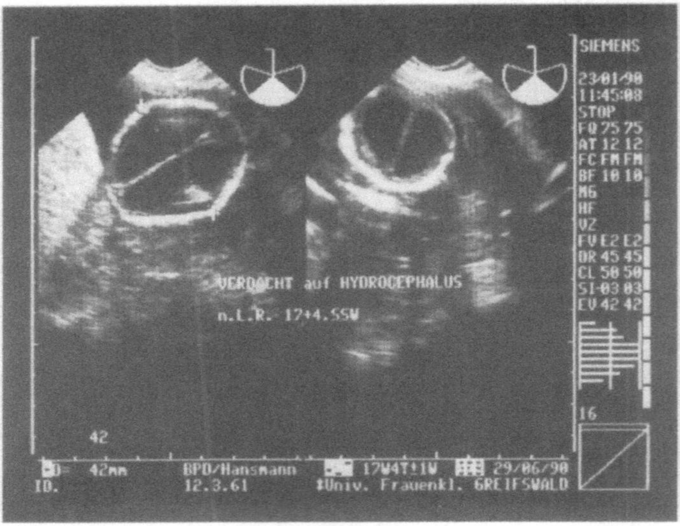

Abb. 83: 17 + 4 SSW, 7,5 MHz-Vaginalsonde.

Linkes Bild: Horizontalschnitt Kopf. Extreme Erweiterung beider Seitenventrikel. Umgebendes Hirngewebe nur noch als schmaler Saum sichtbar. Der BPD ist noch nicht vergrößert.

Rechtes Bild: Koronarschnitt Kopf gleiche Darstellung der extrem erweiterten Seitenventrikel.

Diagnose: Hydrozephalus 18. SSW.

> **Merke:** Häufigkeit 1 : 1000.

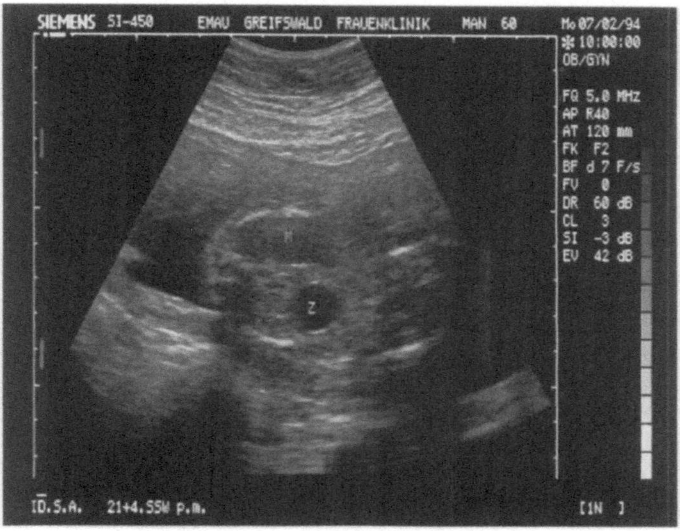

Abb. 84: 21 + 4 SSW, 5 MHz-Konvexsonde.

Im etwas angekippten Oberbauchquerschnitt lassen sich Magen (M) und Duodenum (Z) als 2 nebeneinanderliegende zystische Strukturen darstellen. Dabei entspricht Z dem aufgetriebenen proximalen Duodenum zwischen Pylorus und Stenose. WS bei 9 Uhr.

Diagnose: Doppelblasen-Phänomen bei Duodenalatresie 22. SSW.

> **Merke:** In 30% der Fälle liegt eine Trisomie 21 vor (Karyotypisierung!).

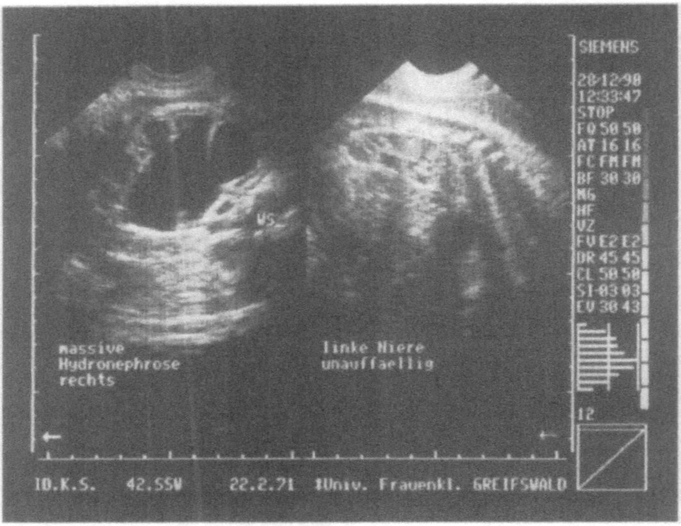

Abb. 85: 42. SSW, 5 MHz-Sektorsonde.

Linkes Bild: Horizontalschnitt Rumpf in Nierenhöhe, Wirbelsäule bei 3 Uhr. Einseitige schwere Hydronephrose rechts. Kontralaterale (normale) Niere, infolge des Schallschattens der Wirbelsäule nicht dargestellt.

Rechtes Bild: Rumpflängsschnitt mit Darstellung der normalen linken Niere im Längsschnitt.

Diagnose: Hydronephrose rechts 42. SSW.

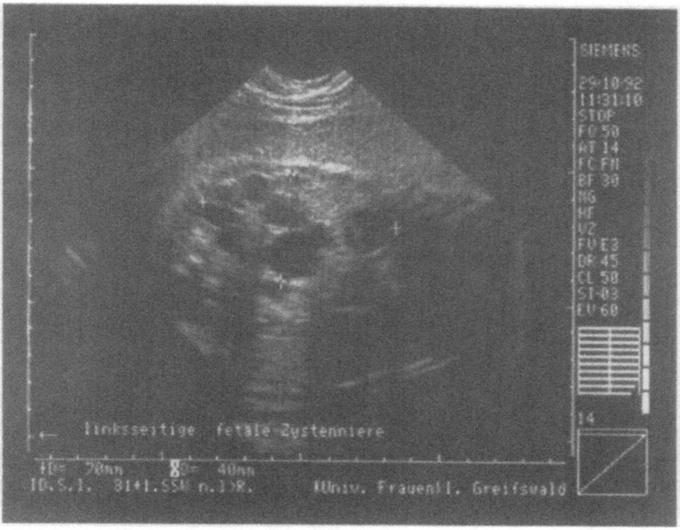

Abb. 86: 31 + 1 SSW, 5 MHz-Sektorsonde. Rumpffrontalschnitt.

Darstellung der linken Niere, die vergrößert und mit unterschiedlich großen Zysten durchsetzt ist. Die rechte Niere ist unauffällig (nicht dargestellt).

Diagnose: Linksseitige Zystenniere Anfang 32. SSW (multizystische Nierendysplasie vom Typ Potter III).

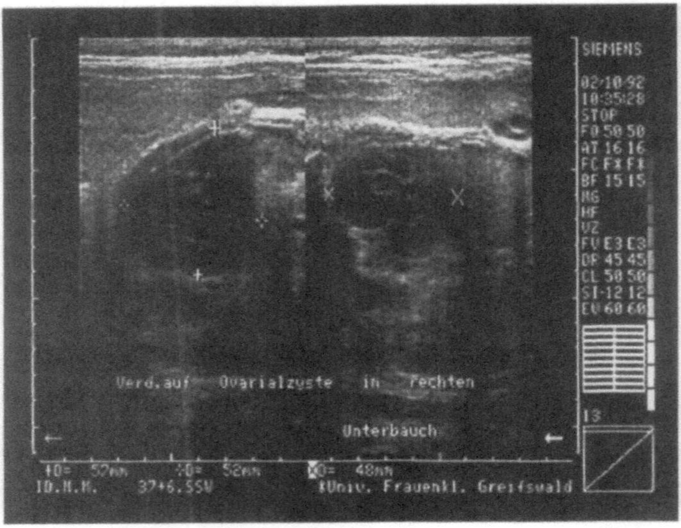

Abb. 87: 37 + 6 SSW, 5 MHz-Linearsonde.

Linkes Bild: Unterbauchhorizontalschnitt zwischen Niere und Blase gelegenes zystisches Gebilde mit zarten netzartigen Binnenstrukturen.

Rechtes Bild: Rumpflängsschnitt. Gleiche Darstellung der Zyste in 2. Ebene. Größe: 5,7 × 5,2 × 4,8 cm

Diagnose: Ovarialzyste rechts 38. SSW.

Hinweis: Sonographischer Nachweis des weiblichen Geschlechtes ist Voraussetzung für Diagnose.

5.5 Disproportionen

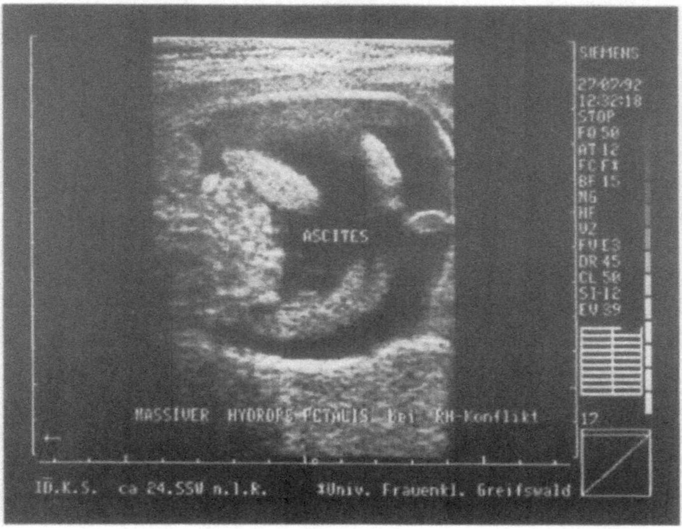

Abb. 88: ca. 24. SSW, 3,5 MHz-Linearsonde.

Oberbauchquerschnitt – Durch einen ausgeprägten Aszites (→), in dem die Leber und Darmschlingen flottieren, ist der ATD zu groß für das Gestationsalter. Anti-D-Antikörper bekannt (Anamnese).

Diagnose: Hydrops fetalis 24. SSW bei Rh-Konflikt mit massiver Kopf-Rumpf-Disproportion.

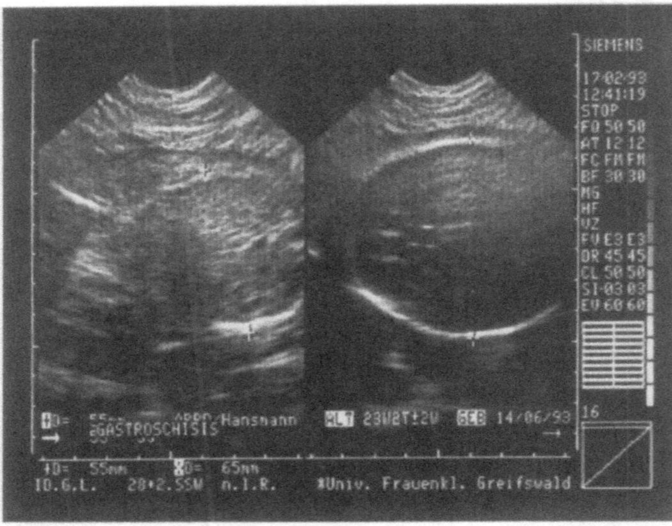

Abb. 89: 28 + 2 SSW, 5 MHz-Sektorsonde.

Linkes Bild: Abdomenquerschnitt; ATD für Gestationsalter zu klein.

Ursache: Gastroschisis.

Rechtes Bild: Planum frontooccipitale. Kopfdurchmesser entspricht annähernd dem Schwangerschaftsalter.

Diagnose: Gastroschisis Anfang 29. SSW mit Kopf-Abdomen-Disproportion.

5.6 Plazenta- und Nabelschnuranomalien

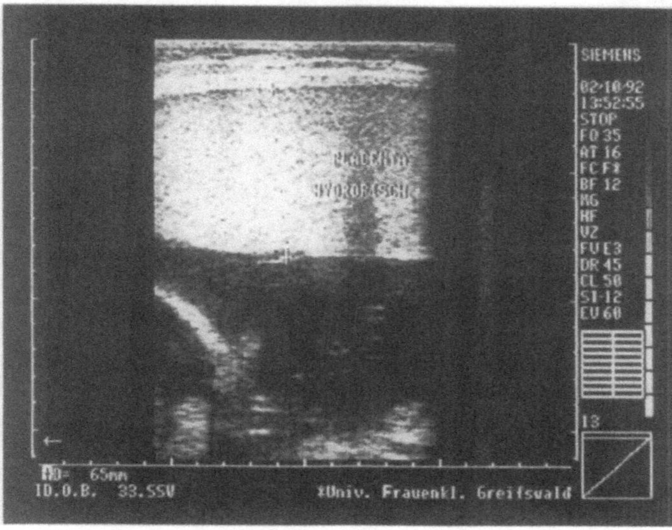

Abb. 90: 33. SSW, 3,5 MHz-Linearsonde.

6,5 cm dicke, auffallend echodichte und voluminöse Plazenta bei NIHF.

Diagnose: Hydrops placentae bei NIHF 33. SSW.

Hinweis: Eine voluminöse, mit zahlreichen Zysten durchsetzte Plazenta bei Wachstumsretardierung und Oligohydramnie kann Ausdruck einer Triploidie sein (Karyotypisierung!).

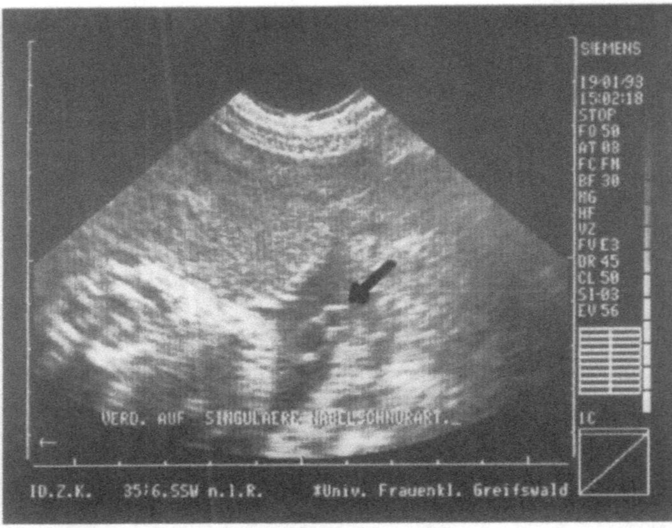

Abb. 91: 35 + 6 SSW, 5 MHz-Sektorsonde.

Nabelschnurquerschnitt mit nur einer Arterie (→) und der Umbilikalvene.

Diagnose: Singuläre Nabelschnurarterie bei intrauteriner Wachstumsretardierung, Oligohydramnie (Karyogramm: normal).

> **Merke:** Ist in einer Nabelschnur nur eine Arterie vorhanden, sollte nach kindlichen Fehlbildungen gesucht werden.

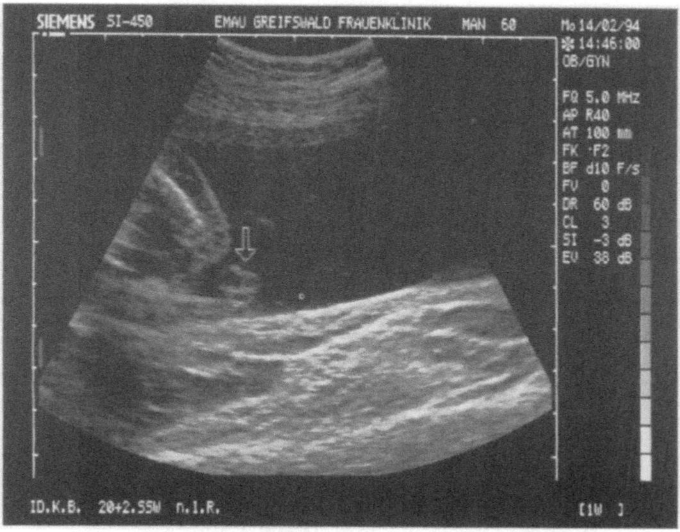

Abb. 92: 20 + 2 SSW, 5 MHz-Sektorsonde.

Normalbefund: Darstellung der Nabelschnur mit den 3 Gefäßen im Querschnitt. Deutlich unterscheidet sich die etwas dickere Vene von den beiden kleineren Arterien.

6. Sonographische Hinweiszeichen auf chromosomale Anomalien

Die Ultraschalluntersuchung kann aufgrund einzelner Fehlbildungssymptome **Hinweise** auf chromosomale Anomalien geben. Es ist aber **nicht** möglich, aus dem sonographischen Bild z. B. die Diagnose Trisomie 21 zu stellen (Karyotypisierung erforderlich).

- Trisomie 21

  - Brachyzephalie
  - Ventrikulomegalie
  - Nackenödem (> 5 mm)
  - VSD, AV-Kanal, Fallot III, IV, V
  - Zwerchfellhernien
  - Duodenalatresie, Omphalozele Aszites
  - erweiterte Nierenbecken
  - Verkürzung des Femur und Humerus
  - Sandalenlücke
  - Hypoplasie der Mittelphalanx des kleines Fingers

- Turner-Syndrom

- IUGR
- Hygroma colli
- Aortenklappenstenose
- generalisierter Hydrops fetalis

• Trisomie 18

- IUGR, Oligohydramnie
- Hydrozephalus
- Plexus chorioideus-Zysten
- Neuralrohrdefekte
- Transposition der großen Gefäße
- VSD, Fallot III, IV, V
- Zwerchfellhernien
- Omphalozele
- Ösophagusatresie
- Klumpfußstellung
- Radiusaplasie
- Syndaktylie, Polydaktylie

• Trisomie 13

- IUGR, Oligohydramnie
- Lippen-Kiefer-Gaumenspalte
- Zyklopie
- Holoprosenzephalie mit singulärem Ventrikel
- VSD
- polyzystische Nieren
- Hydronephrose
- Syndaktylie, Polydaktylie
- singuläre Nabelschnurarterie

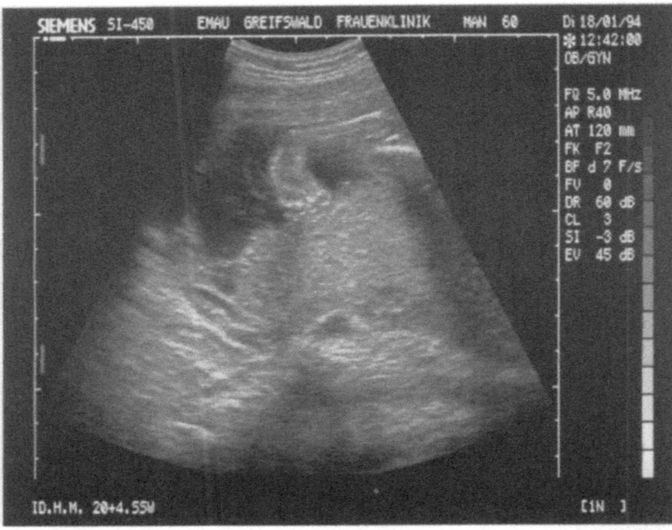

Abb. 93: 20 + 4 SSW, 5 MHz-Konvexsonde.

Frontalschnitt Unterschenkel und Fuß. Fuß- und Unterschenkelachse bilden einen Winkel von 90°. Zwischen Fußwurzel und Mittelfuß – stumpfer Winkel.

Diagnose: Klumpfuß 21. SSW (Karyogramm: normaler Karyotyp)

Merke: Häufigkeit 1 : 1000 Geburten.

7. Abkürzungsverzeichnis

AL	Linker Vorhof
APD	Abdomen – anterior/posterior – Durchmesser
ATD	Abdomentransversaldurchmesser
AR	Rechter Vorhof
AU	Abdomenumfang
BL	Harnblase
BPD	Biparietaler Durchmesser
BWS	Brustwirbelsäule
CK	Zervikalkanal
FL	Femurlänge
FW	Fruchtwasser
HA	Herzaktion
HWS	Halswirbelsäule
IUGR	Intrauterine Wachstumsretardierung
IUP	Intrauterinpessar
LWS	Lendenwirbelsäule
NIHF	Nichtimmunologischer Hydrops fetalis
PC	Plexus chorioideus
SSL	Scheitel-Steiß-Länge
SSW	Schwangerschaftswoche
VL	Linker Ventrikel
VSD	Ventrikelseptumdefekt
VR	Rechter Ventrikel
WS	Wirbelsäule

8. Literaturhinweise

8.1 Ultraschalldiagnostik in Gynäkologie und Geburtshilfe

Das Standardwerk für jeden Ultraschaller:

Hansmann, M.; Hackelöer, B.-J.; Staudach, A.: Ultraschalldiagnostik in Geburtshilfe und Gynäkologie. Springer Verlag, Berlin–Heidelberg–New York, 1985.

Merz, E.: Sonographische Diagnostik in Gynäkologie und Geburtshilfe – Lehrbuch und Atlas –. Georg Thieme Verlag Stuttgart–New York, 1988.

Schramm, Th.; Gloning, K.-Ph.: Pränatale und gynäkologische Sonographie – Atlas und Lehrbuch für die Praxis –. Ferdinand Enke Verlag Stuttgart, 1989.

Meinel, K.; Wilhelm, Ch.; Sohn, Ch.: Fetale Sonoanatomie – Screening Atlas –. Deutscher Ärzteverlag Köln, 1993.

8.2 Transvaginale Ultraschalldiagnostik

Degenhardt, F.: Atlas der vaginalen Ultraschalldiagnostik – 2. erw. Aufl., Wissenschaftliche Verlagsgesellschaft mbH Stuttgart, 1990.

Sautter, Th.: Transvaginalsonographie Lehrbuch und Lehratlas. Hippokrates Verlag Stuttgart, 1990.

Kolibri 360 GmbH
Ferdinand-Jühlke-Straße 7
99095 Erfurt, Deutschland
produktsicherheit@kolibri360.de